からだイキイキ☆トウヨウイガク

―東洋医学のいろは―

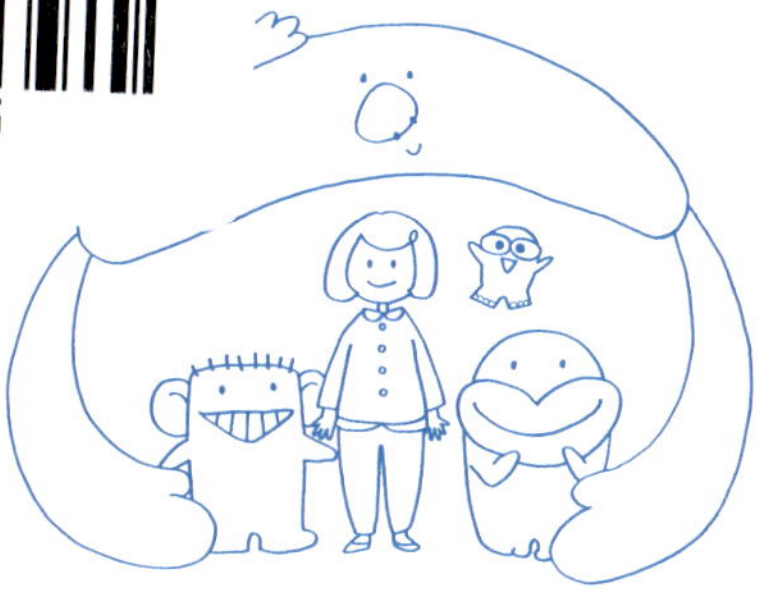

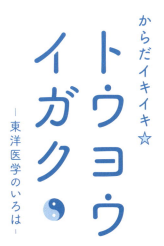

吉田有希

ポエムピース

はじめに 私が東洋医学に出合ったきっかけ

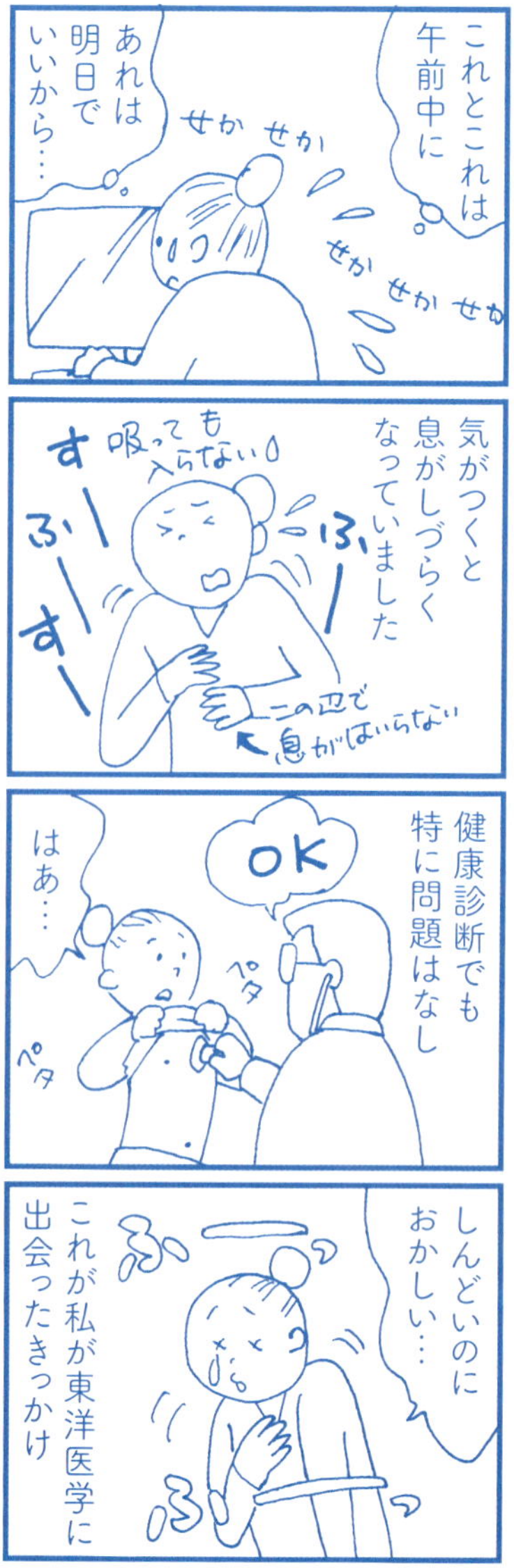
これとこれは午前中に
あれは明日でいいから…
せか せか
せか せか せか
気がつくと息がしづらくなっていました
ふ
吸っても入らない
す
ふ
す
この辺で息がはいらない
健康診断でも特に問題はなし
OK
ペタ
はあ…
ペタ
しんどいのにおかしい…
ふーー
これが私が東洋医学に出会ったきっかけ
ふ

がんばりすぎてた
ワタシ…
不調って自分で
わからなかったわ
原因不明の
体調不良って
結構多いよね…

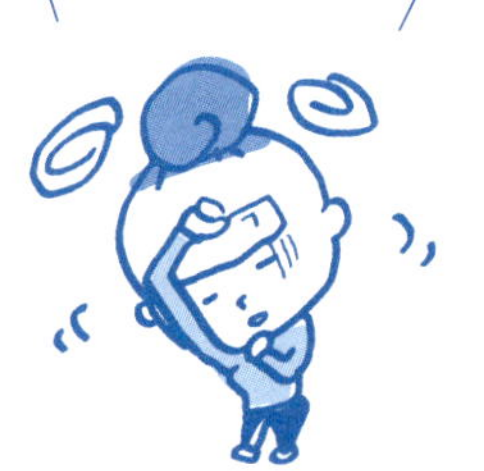

ふつうは就職してバリバリ働く。食事は時間通りに食べる。美容やサプリのショップチャンネルをつい見てしまう。それまでの私は、テレビや雑誌・ネットから流れてくる情報と世間の常識が正しいと思っていました。でも、バリバリ働いて体調を崩し、それを治すために東洋医学に出会い、大きな間違いに気がつきました。それは、「流れてくる情報を鵜呑みにし、体の声を聞いてなかった」ということです。

流れてくる情報は手軽で役立つことも多いですが、偏りがあります。それを鵜呑みにしてしまうと健康を崩す原因になりかねません。では、自分に合った健康法とは何なのでしょう？　そんな時に役立つのが東洋医学です。東洋医学で体のしくみと体質や体調を整える方法を知れば、自分に必要な情報が分かるようになります。

症状を抑える現代医学に比べ、体質を見極める東洋医学は、複雑で敬遠されがちです。この本では、多くの人に東洋医学を知ってもらうため、体を見る基準の「気血水《きけつすい》論」と「陰陽五行《いんようごぎょう》論」を四コマ漫画にしました。

体質や体調は、気血水や五臓《ごぞう》の働きの偏りが原因です。体のしくみと働きを知って不調を減らし、体調から今の体質を見つけ、自分に合った健康法を探しませんか？

不調・体質も人それぞれ

体質により不調の原因は異なります。便秘だけでも治療法はいろいろ。あなたの原因は何でしょう？

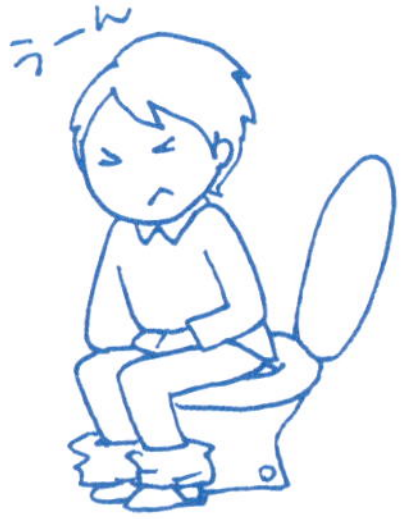

便秘

ゴーゴーの働きが強すぎると、頭に気が昇り、お腹の方の気が少なくなり、動きが悪くなって便が出にくくなる場合があります。**もぐもぐ**の関わる消化器系の動きが悪い時も、便の状態が悪くなります。

冷え性

うむうむが守る熱が弱くなると、体が冷えてきます。熱分が正常でも温めた気をめぐらせる**ホクホク**が弱いと、手足に熱を届けられないことも。**もぐもぐ**が弱っていても、めぐりに必要な気が作れません。

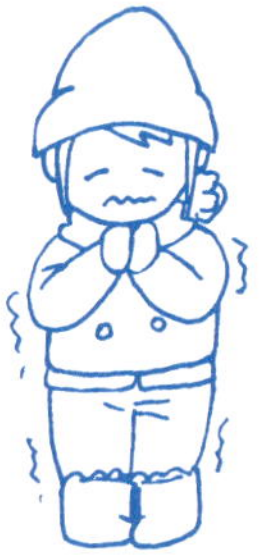

花粉症・アレルギー

免疫には**スーハー**が深く関わります。冬にため込んだ老廃物を鼻水や涙と一緒に排出するのが花粉症。熱不足による冷えから抵抗力が落ちている可能性も…。

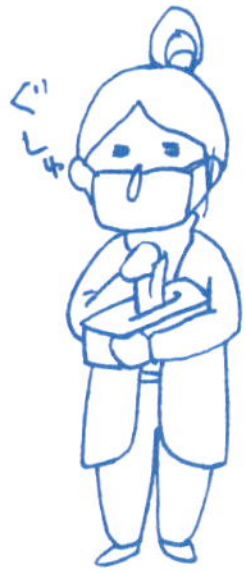

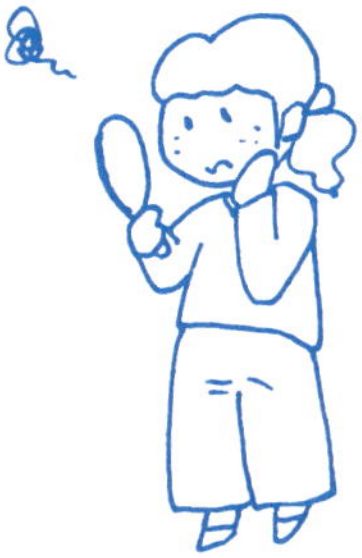

肌あれ

乾燥が気になる人は水《すい》が減っています。できものが気になる人は気の滞り。顔色やツヤが気になる人は血《けつ》が足りず栄養が届かないなど、理由はいろいろです。

虚弱体質

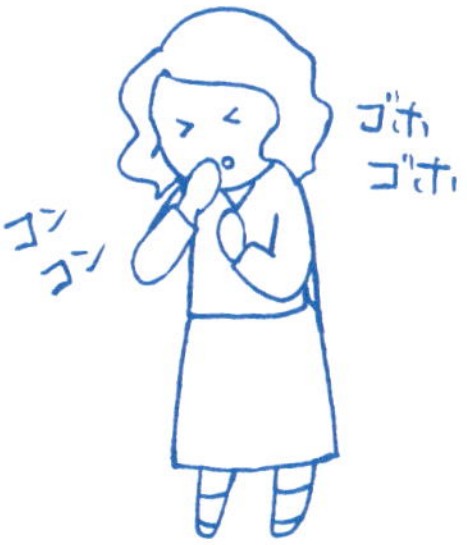

生まれつき体が弱い人や、元気が出ない人は、**うむうむ** の管理する精が少なくなっています。

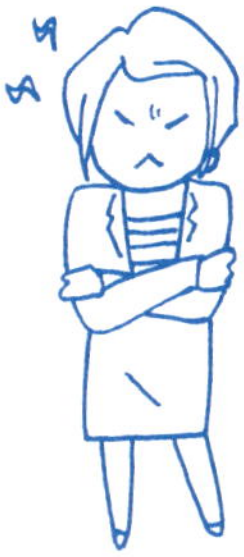

イライラ

怒りっぽい人は、**ゴーゴー** の勢いが強く、気が上がり過ぎ。寝不足や過労による陰の使い過ぎも考えられます。

ゴーゴー・ホクホク・もぐもぐ・スーハー・うむうむとは
体のバランスに関わる5つの機能です。
第一章から詳しく見ていきましょう。

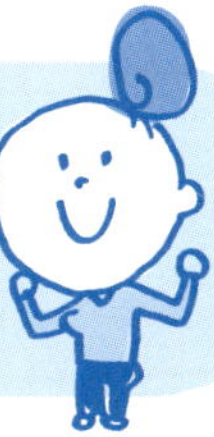

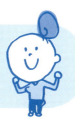

目次

第1章

東洋医学の基本

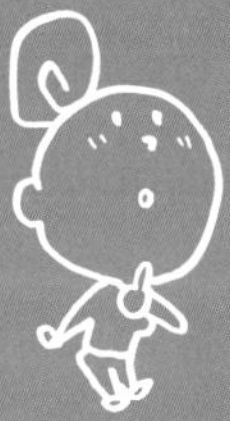

重いものは動きが少ない、温かいものは動きやすい。自然にはいろいろな法則があります。人の体も自然の一部、自然に起こることは体にも起こる。東洋医学はそんな視点で体を見ます。この章では、自然のしくみ、体を維持するためのモノとそれをめぐらせるための働きなど、東洋医学の基本を見ていきます。

人間も自然の一部

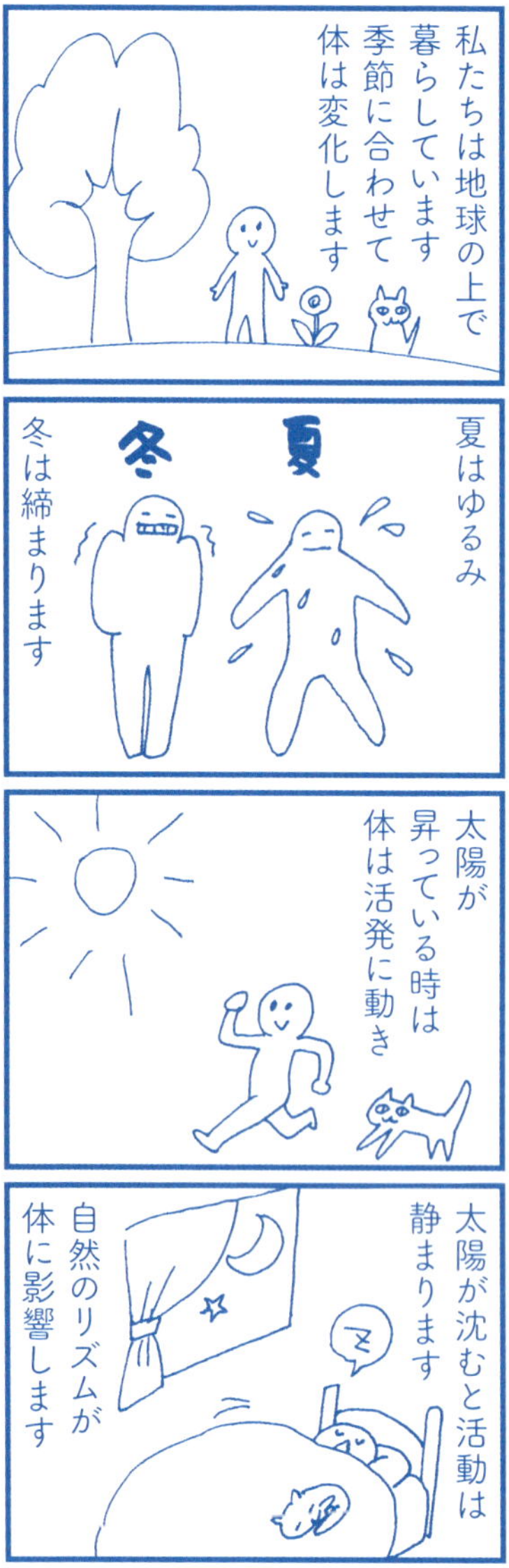
私たちは地球の上で
暮らしています
季節に合わせて
体は変化します
夏はゆるみ
夏
冬
冬は締まります
太陽が
昇っている時は
体は活発に動き
太陽が沈むと活動は
静まります
自然のリズムが
体に影響します

補足

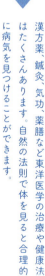

漢方薬、鍼灸、気功、薬膳など東洋医学の治療や健康法はたくさんあります。自然の法則で体を見ると合理的に病気を見つけることができます。

陰陽五行《ごぎょう》論とは

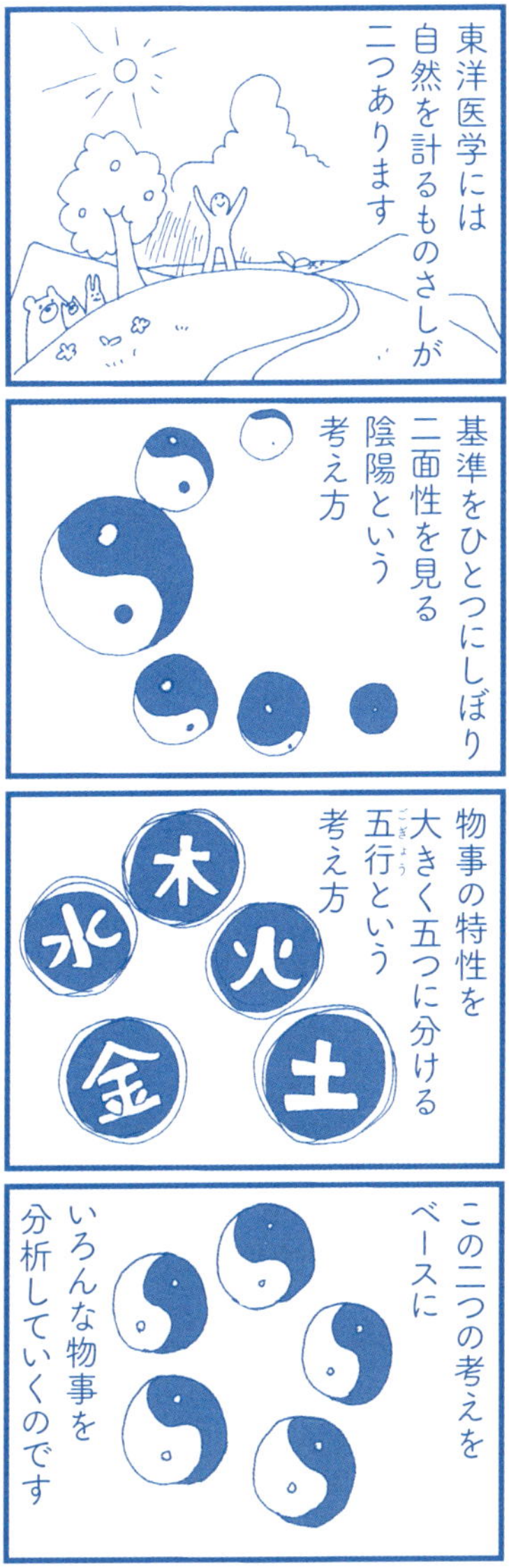

東洋医学には
自然を計るものさしが
二つあります
基準をひとつにしぼり
二面性を見る
陰陽という
考え方
物事の特性を
大きく五つに分ける
五行《ごぎょう》という
考え方
木
火
土
金
水
この二つの考えを
ベースに
いろんな物事を
分析していくのです

補足

体の陰陽状態を見て、症状から体の機能の過剰・不足を推測し、その過不足を五行の特性で調整することで、体を健康な状態に整えることができます。

陰《いん》・陽《よう》って何？

ひとつの基準にふたつの見方

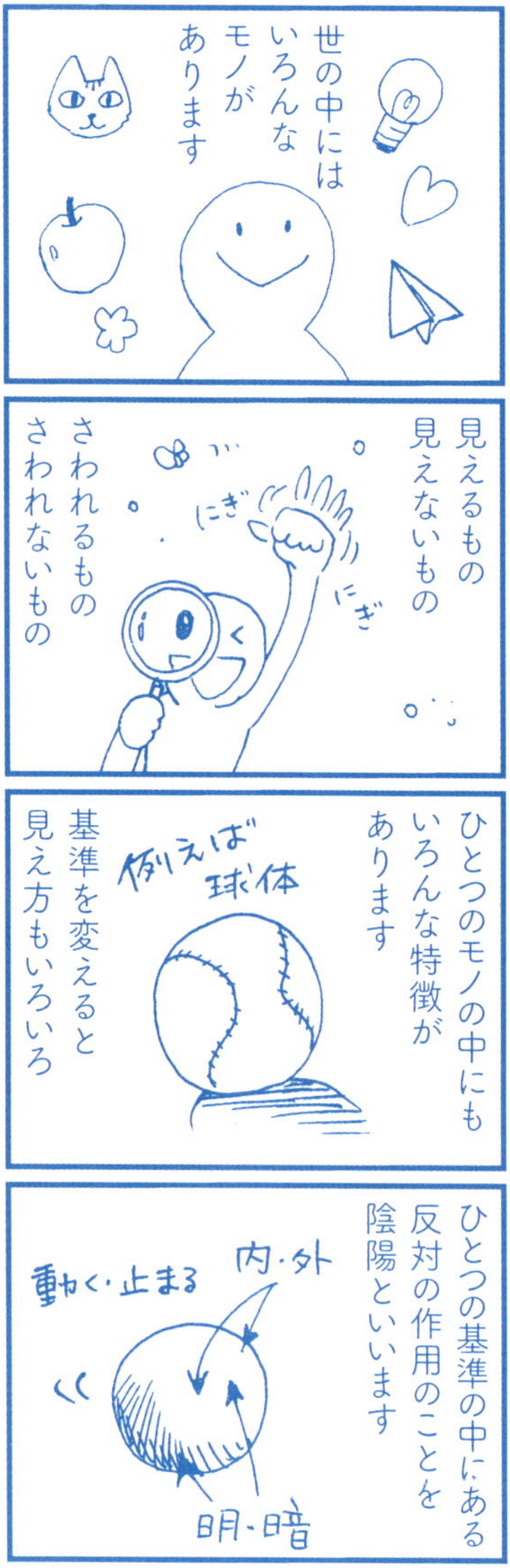
世の中には
いろんな
モノが
あります
見えるもの
見えないもの
さわれるもの
さわれないもの
にぎ
にぎ
ひとつのモノの中にも
いろんな特徴が
あります
例えば
球体
基準を変えると
見え方もいろいろ
ひとつの基準の中にある
反対の作用のことを
陰陽といいます
内・外
動く・止まる
明・暗

補足

動作では動く・止まる、光では明るい・暗い、空間では内・外。基準をしぼると、ひとつの中にもいろんな陰陽が見えてきます。

陰陽いろいろ

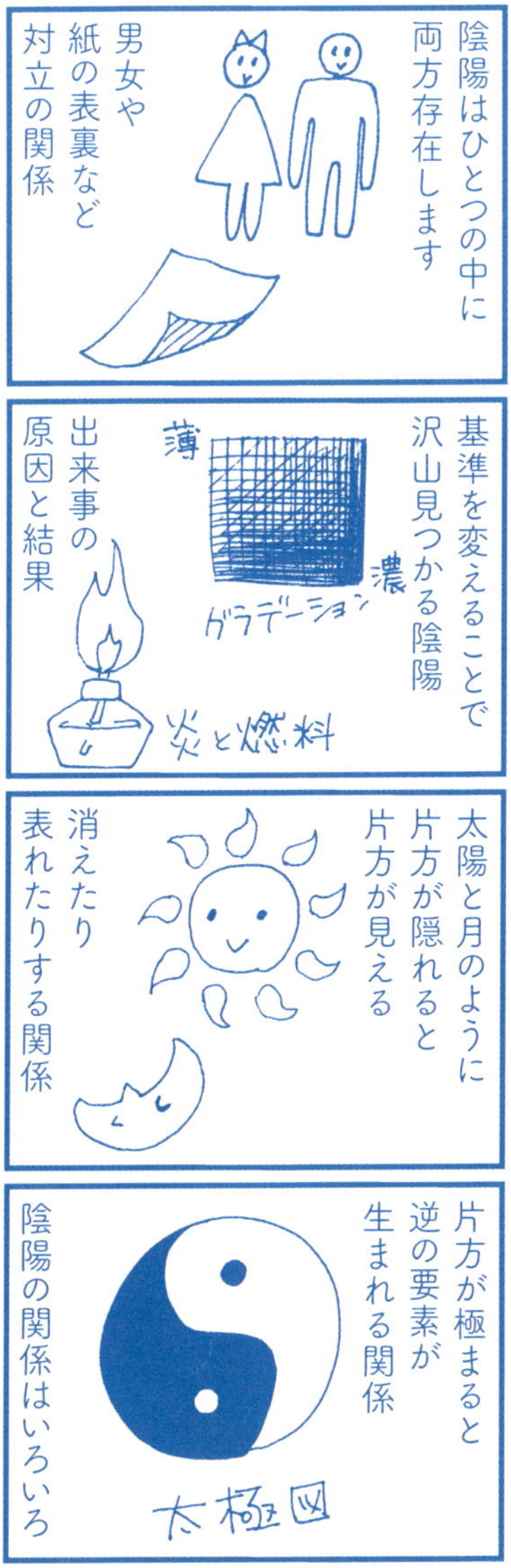
陰陽はひとつの中に
両方存在します
男女や
紙の表裏など
対立の関係
基準を変えることで
沢山見つかる陰陽
薄
濃
グラデーション
炎と燃料
出来事の
原因と結果
太陽と月のように
片方が隠れると
片方が見える
消えたり
表れたりする関係
片方が極まると
逆の要素が
生まれる関係
太極図
陰陽の関係はいろいろ

補足

陰があって陽がないということはありません。目には見えなくても、反対の性質はどこかに隠れています。陰陽の関係を表したのが4コマ目の太極図《たいきょくず》です。

陰とは？

陰に分類されるもの

重　下
寒　湿
暗　遅

陰って動きが少なく
マイナスのイメージ

陰

でも…

集　涼
静　夜
潤　内

落ち着き・癒やしなど
ゆったりとしたものも
陰になります

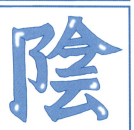

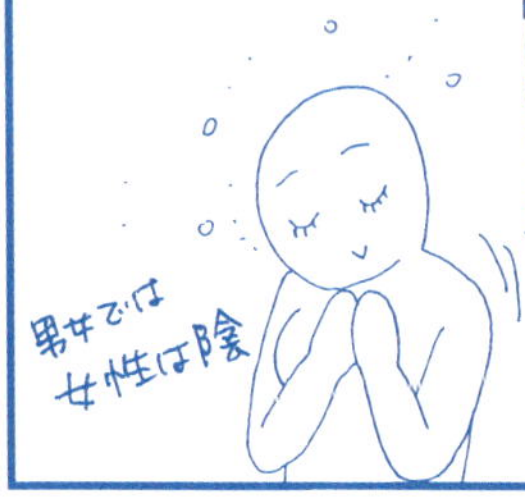

補足

陰とは集まって凝縮され、動きが少ない状態や動きにくい様子。寒や涼は陰の性質を引き出し、湿や潤は密度が高いので陰に分類されます。

陽とは?

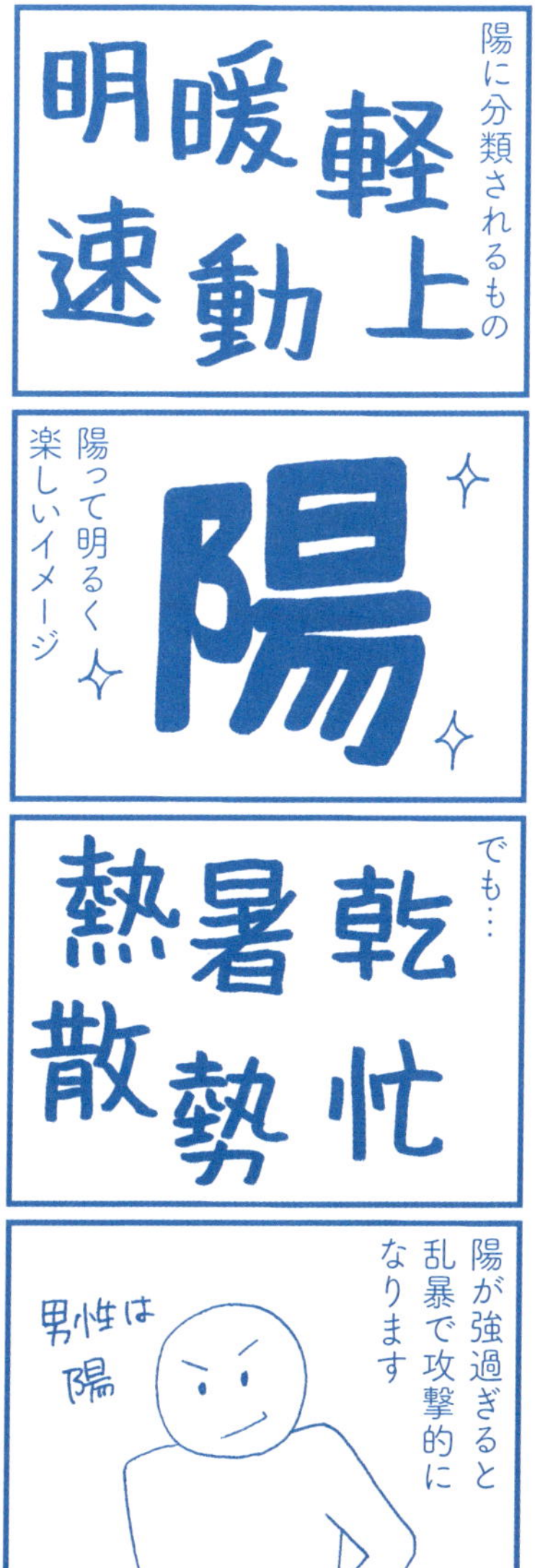
陽に分類されるもの
明暖軽
速動上
陽って明るく
楽しいイメージ
陽
でも…
熱暑乾
散勢忙
陽が強過ぎると
乱暴で攻撃的に
なります
男性は陽

補足

陽とは外に広がり、動きが多く密度の低い状態。暖や熱は陽の性質を引き出し、速・勢・忙など活発でよく動くものは陽とされます。

陰も陽も必要

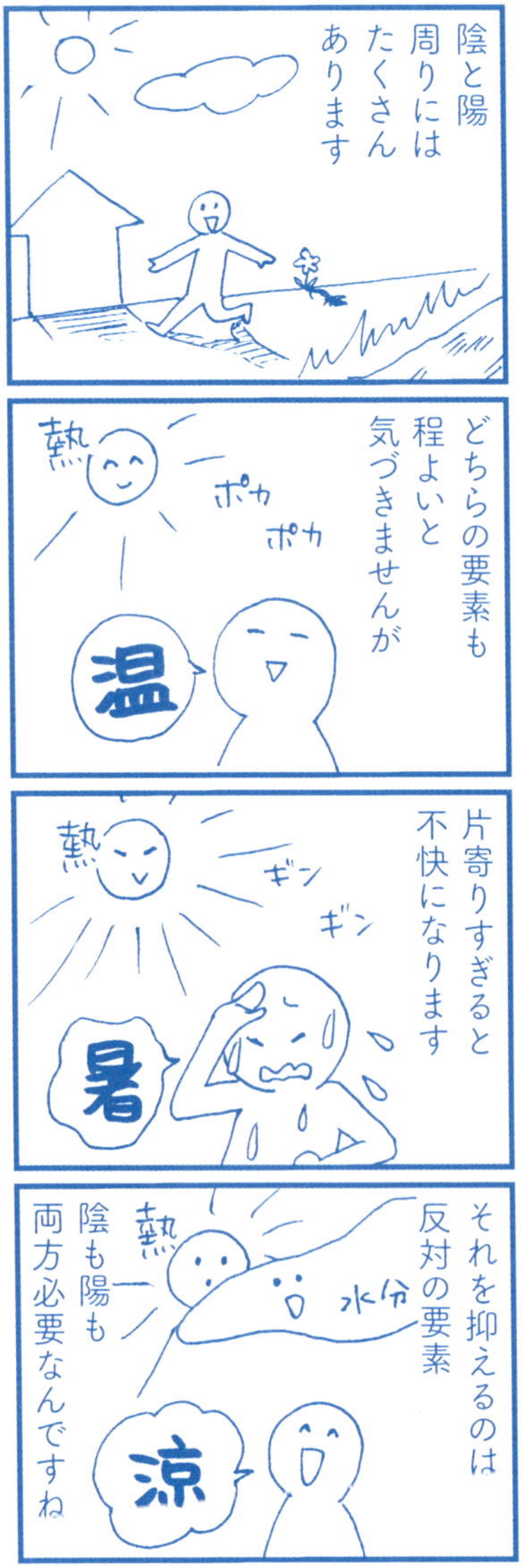
陰と陽
周りには
たくさん
あります
どちらの要素も
程よいと
気づきませんが
熱
ポカ
ポカ
温
片寄りすぎると
不快になります
熱
ギン
ギン
暑
それを抑えるのは
反対の要素
水分
熱
陰も陽も
両方必要なんですね
涼

五《ご》行《ぎょう》って何？

世界をまわす五つの役割

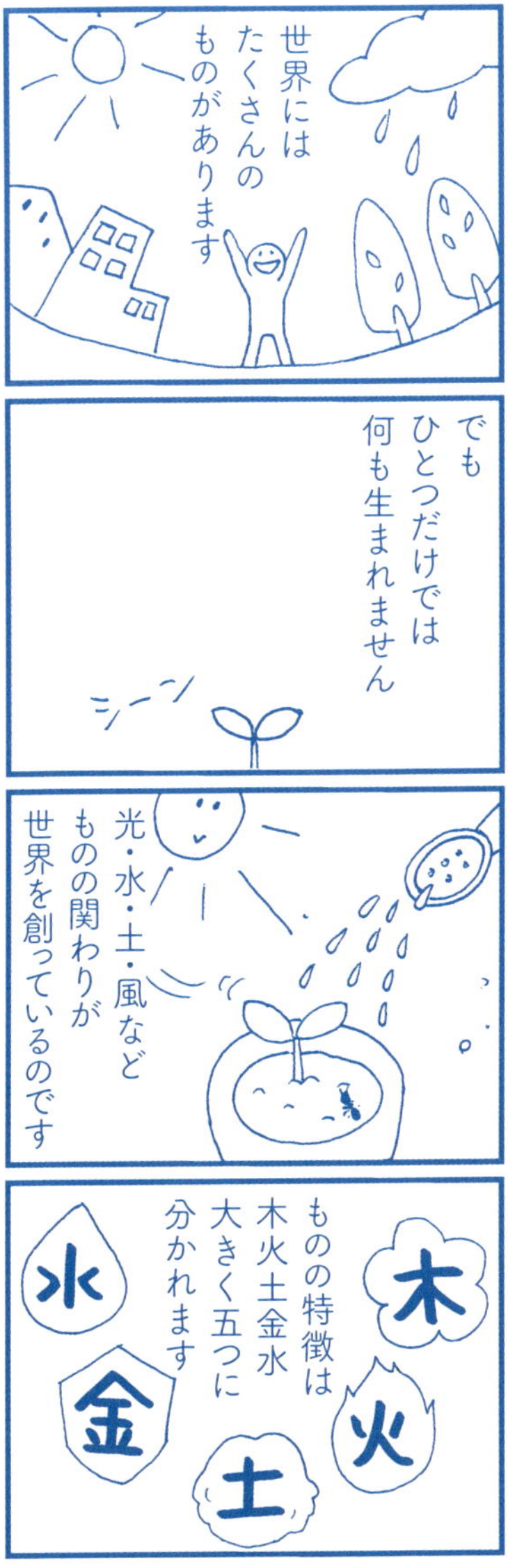
世界には
たくさんの
ものがあります
でも
ひとつだけでは
何も生まれません
シーン
光・水・土・風など
ものの関わりが
世界を創っているのです
ものの特徴は
木火土金水
大きく五つに
分かれます
木
火
土
金
水

補足

「五行論」は東洋医学の基本の考え方で、物事を五つに分類します。これは、人間関係や出来事にも当てはまり、四柱推命など占いでも使われています。

木《もく》の性質

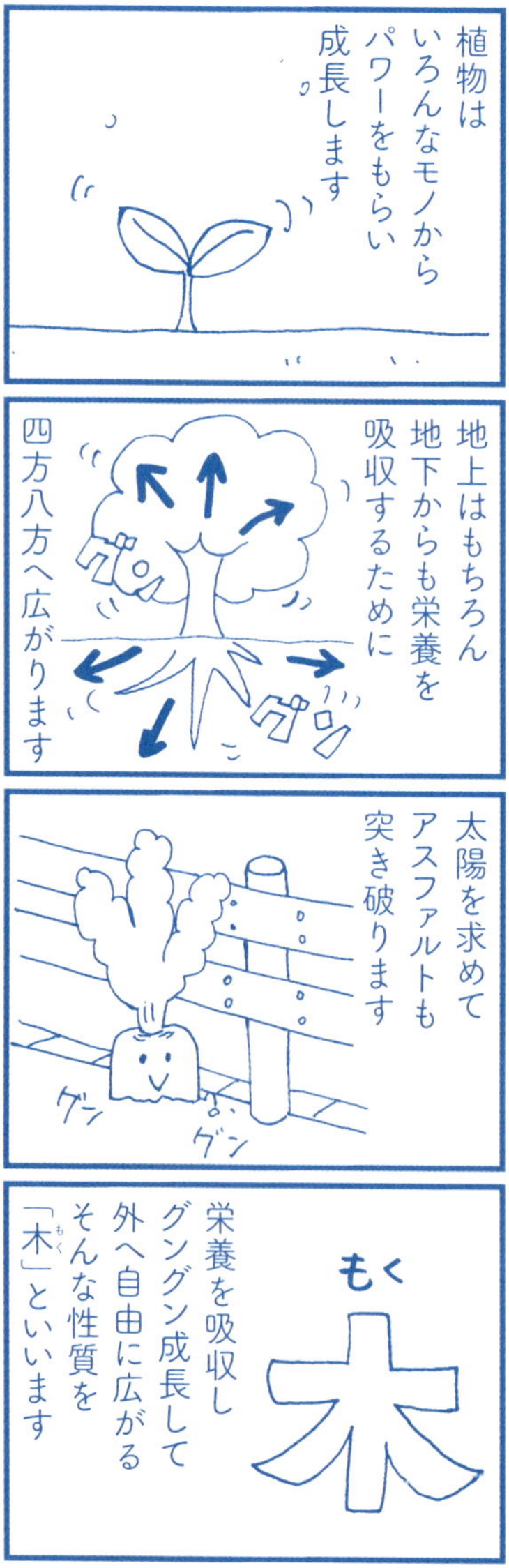
植物は
いろんなモノから
パワーをもらい
成長します
地上はもちろん
地下からも栄養を
吸収するために
グン
グン
四方八方へ広がります
太陽を求めて
アスファルトも
突き破ります
グン
グン
もく
木
栄養を吸収し
グングン成長して
外へ自由に広がる
そんな性質を
「木《もく》」といいます

火《か》の性質

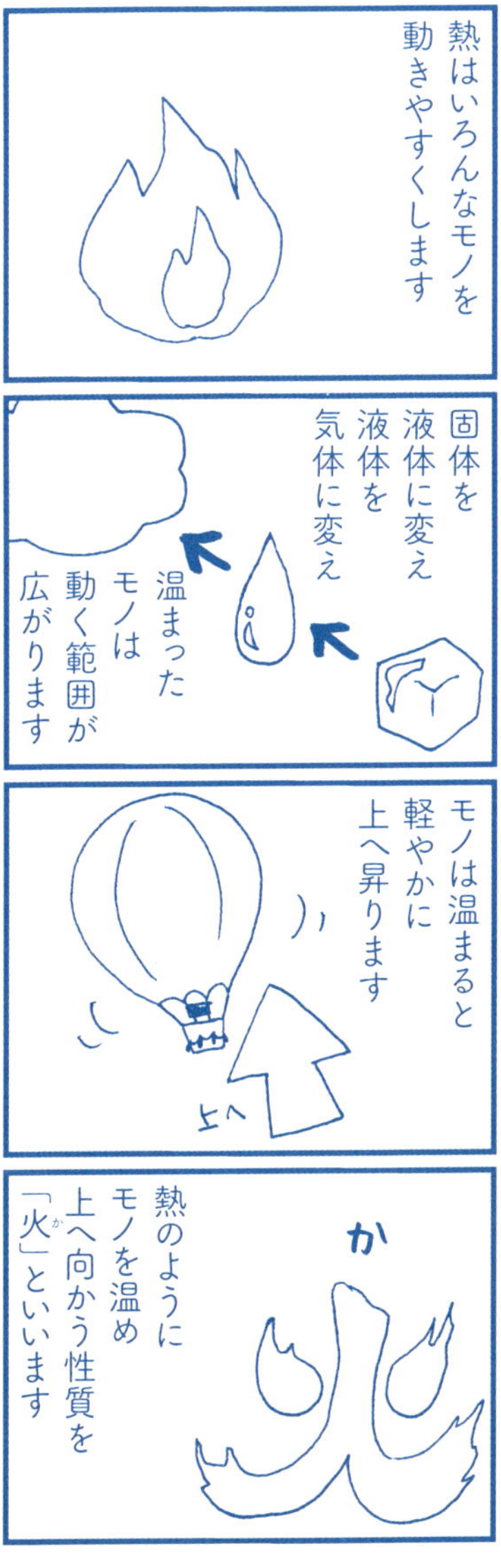
熱はいろんなモノを
動きやすくします
固体を
液体に変え
液体を
気体に変え
温まった
モノは
動く範囲が
広がります
モノは温まると
軽やかに
上へ昇ります
上へ
熱のように
モノを温め
上へ向かう性質を
「火《か》」といいます
か

土《ど》の性質

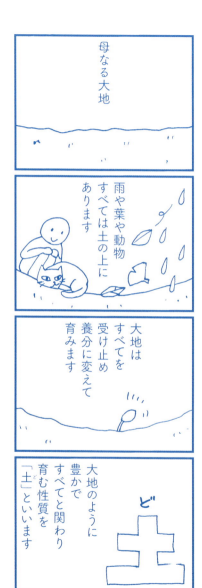

母なる大地
雨や葉や動物
すべては土の上に
あります
大地は
すべてを
受け止め
養分に変えて
育みます
大地のように
豊かで
すべてと関わり
育む性質を
「土《ど》」といいます
土《ど》

金《ごん》の性質

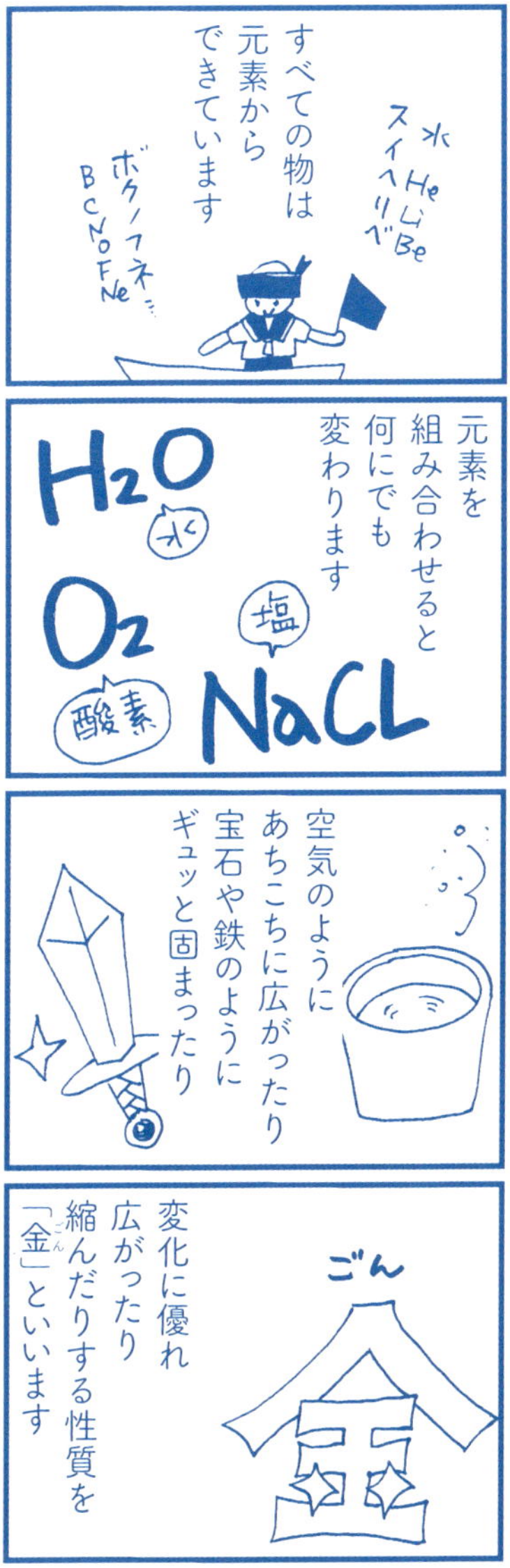

すべての物は
元素から
できています
水HeLiBe
スイヘリベ
ボクノフネ…
BCNOFNe
元素を
組み合わせると
何にでも
変わります
H_2O
水
O_2
酸素
NaCL
塩
空気のように
あちこちに広がったり
宝石や鉄のように
ギュッと固まったり
変化に優れ
広がったり
縮んだりする性質を
「金《ごん》」といいます
ごん
金

水《すい》の性質

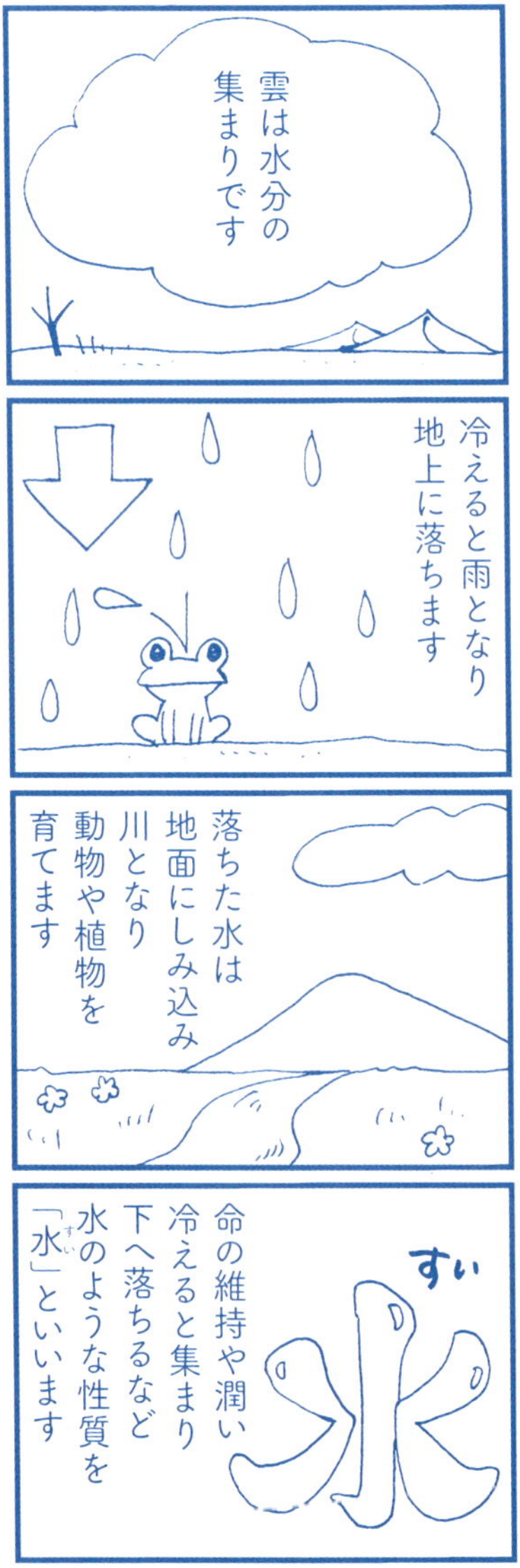
雲は水分の集まりです
冷えると雨となり地上に落ちます
落ちた水は地面にしみ込み川となり動物や植物を育てます
命の維持や潤い
冷えると集まり
下へ落ちるなど
水のような性質を
「水《すい》」といいます
すい
水

関わり合う五行《ごぎょう》

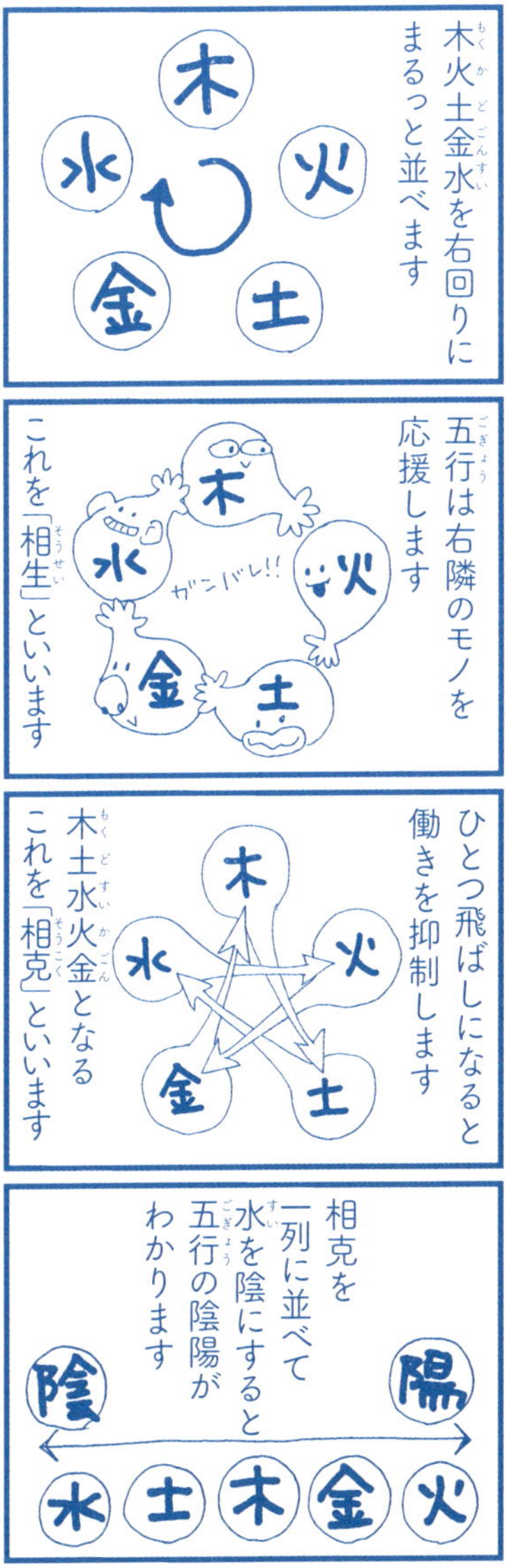

木《もく》火《か》土《ど》金《ごん》水《すい》を右回りにまるっと並べます
木
火
土
金
水
五行《ごぎょう》は右隣のモノを応援します
ガンバレ!!
これを「相生《そうせい》」といいます
ひとつ飛ばしになると働きを抑制します
木《もく》土《ど》水《すい》火《か》金《ごん》となる
これを「相克《そうこく》」といいます
相克を一列に並べて水《すい》を陰にすると五行《ごぎょう》の陰陽がわかります
陰
陽
水 土 木 金 火

補足

五行にも陰陽関係があります。すべてを温める火《か》は最も陽に近い存在。すべてを落ち着かせる水《すい》は最も陰に近くなります。その間に金《ごん》・木《もく》・土《ど》が入ります。

体の中の五行《ごぎょう》

体の中にも五行《ごぎょう》の関係はある

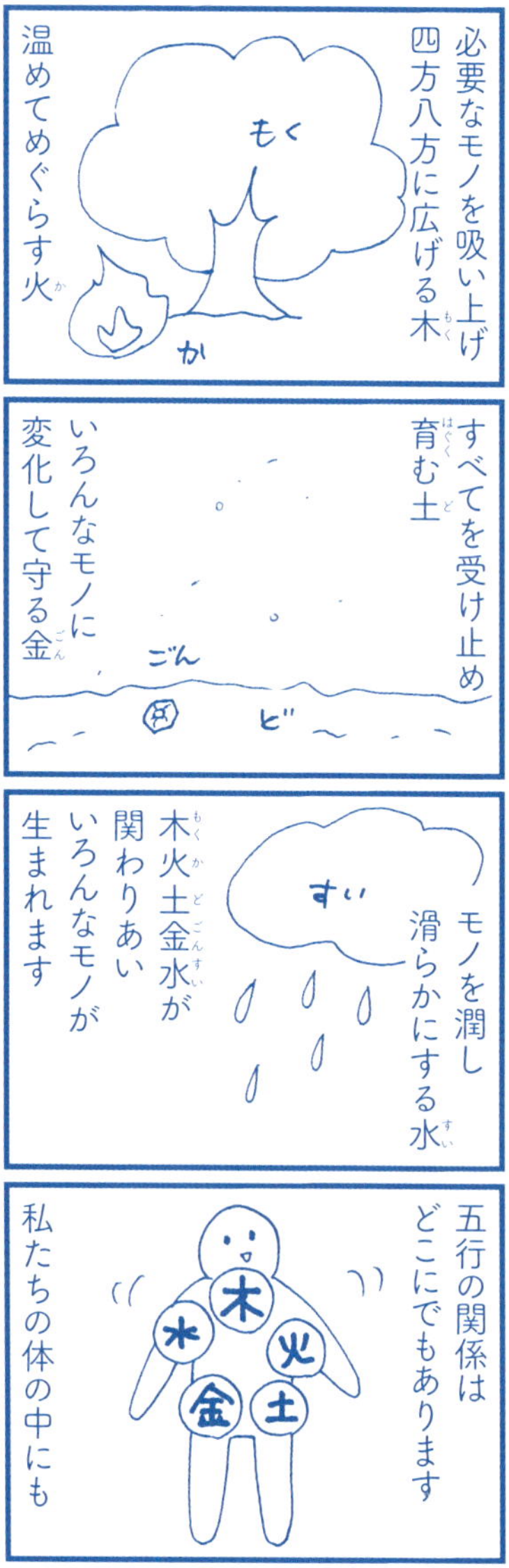
必要なモノを吸い上げ
四方八方に広げる木《もく》
温めてめぐらす火《か》
もく
か
すべてを受け止め
育《はぐく》む土《ど》
いろんなモノに
変化して守る金《ごん》
ごん
モノを潤し
滑らかにする水《すい》
木《もく》火《か》土《ど》金《ごん》水《すい》が
関わりあい
いろんなモノが
生まれます
すい
五行の関係は
どこにでもあります
私たちの体の中にも
木
水
火
金
土

補足

体の中に、木や火・金・土はありませんが、働きを木火《もくか》土金水《どごんすい》の性質に分けて見ることで、体調や体質を見つけることができます。

体の中の五行《ごぎょう》

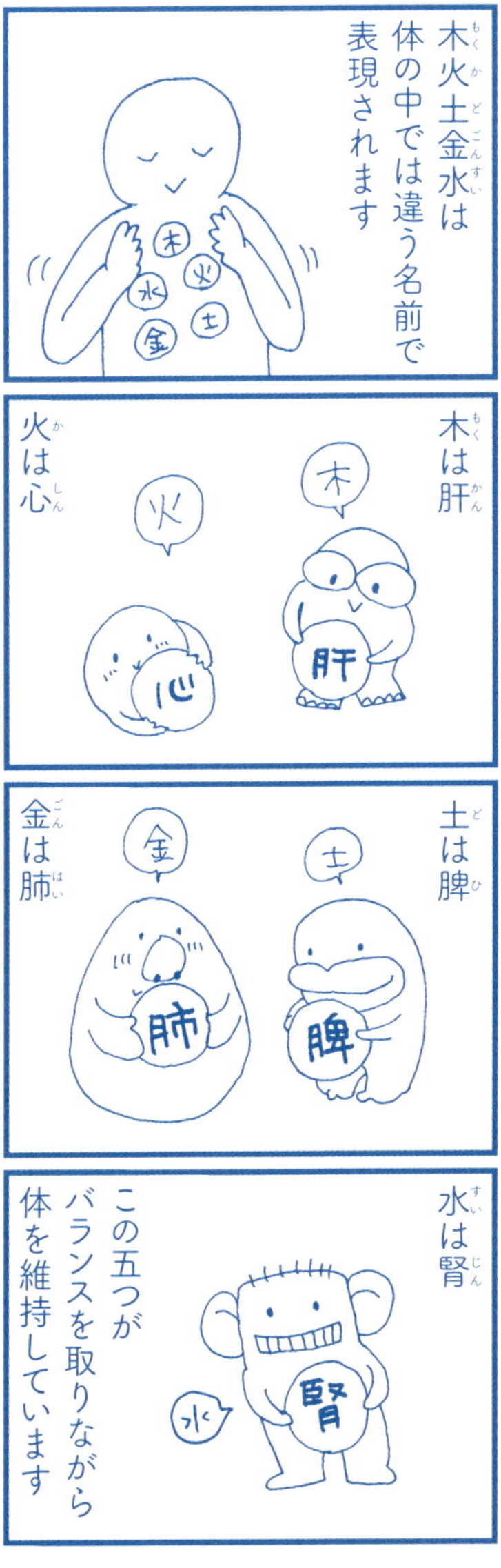
木《もく》火《か》土《ど》金《ごん》水《すい》は
体の中では違う名前で
表現されます
木
火
水
土
金
木《もく》は肝《かん》
木
肝
火《か》は心《しん》
火
心
土《ど》は脾《ひ》
土
脾
金《ごん》は肺《はい》
金
肺
水《すい》は腎《じん》
腎
水
この五つが
バランスを取りながら
体を維持しています

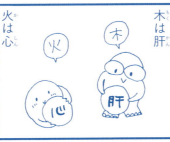

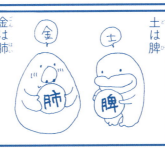

補足

体の中の五行を『五臓《ごぞう》』といいます。漢字に臓器の臓が使われていますが、物をしまう建物である蔵を使って『五蔵』と表わすこともあります。

「名前＝臓器」ではない

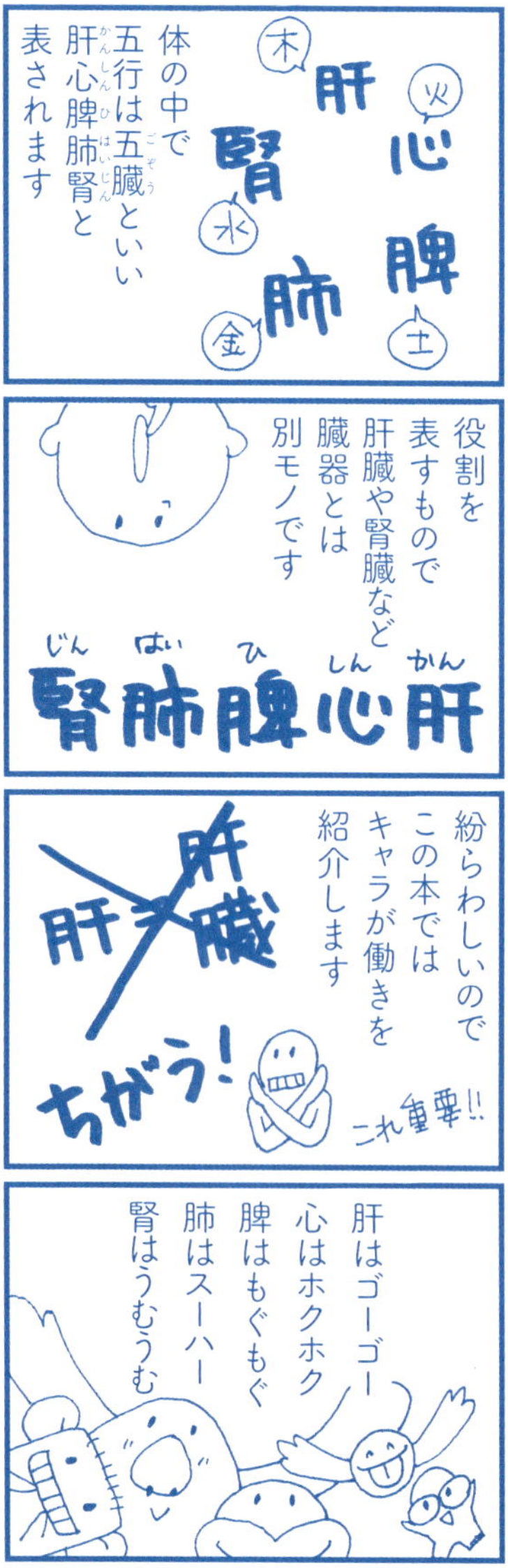

体の中で
五行は五臓《ごぞう》といい
肝心脾肺腎《かんしんひはいじん》と
表されます
木
肝
火
心
土
脾
金
肺
水
腎
役割を
表すもので
肝臓や腎臓など
臓器とは
別モノです
腎《じん》肺《はい》脾《ひ》心《しん》肝《かん》
紛らわしいので
この本では
キャラが働きを
紹介します
肝
肝臓
ちがう!
これ重要!!
肝はゴーゴー
心はホクホク
脾はもぐもぐ
肺はスーハー
腎はうむうむ

補足

江戸時代に蘭学が伝わった時、「主に腎《じん》の働きをする臓器」を「腎《じん》の臓」と翻訳していたのが、後に「腎臓」になりました。これが分かりにくさの原因です。

体を維持するためのモノ

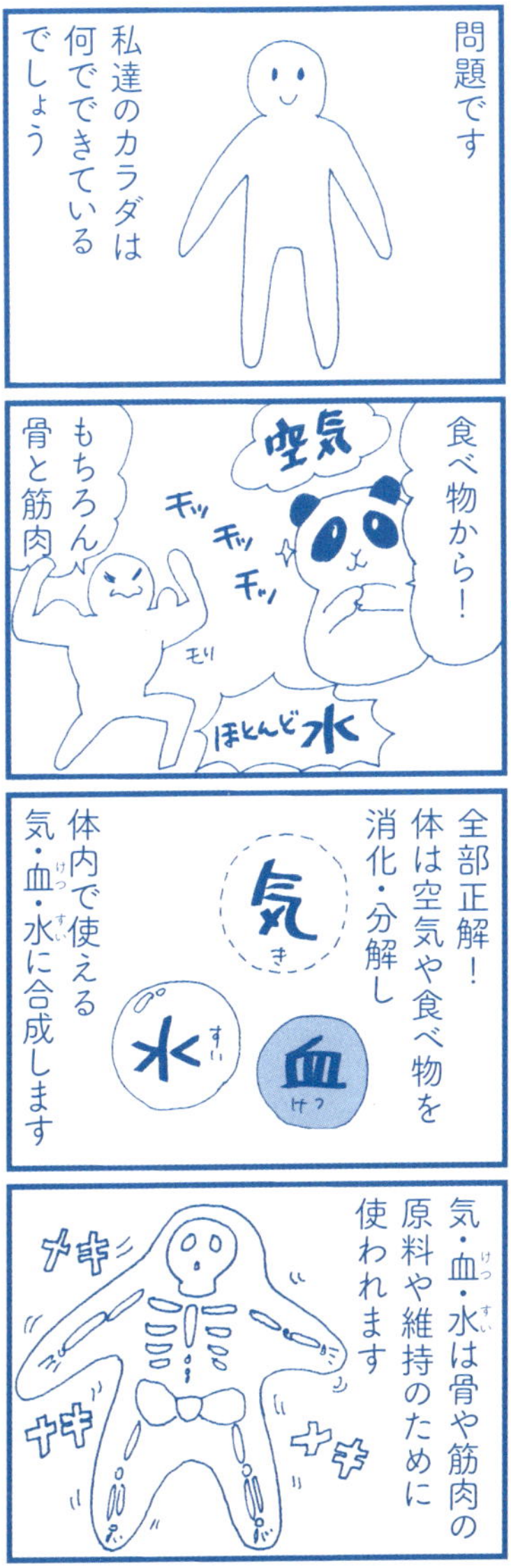

問題です
私達のカラダは何でできているでしょう
食べ物から!
空気
もちろん骨と筋肉
モッ
モッ
モッ
モリ
ほとんど水
全部正解!
体は空気や食べ物を消化・分解し
体内で使える気・血《けつ》・水《すい》に合成します
気《き》
水《すい》
血《けつ》
気・血《けつ》・水《すい》は骨や筋肉の原料や維持のために使われます
メキ
メキ
メキ

補足

気血水に関しては、第二章で詳しく紹介します。簡単に説明すると、気は動き、血《けつ》は栄養などを運ぶモノ、水《すい》は全身を満たしている水分です。

五臓《ごぞう》の役割

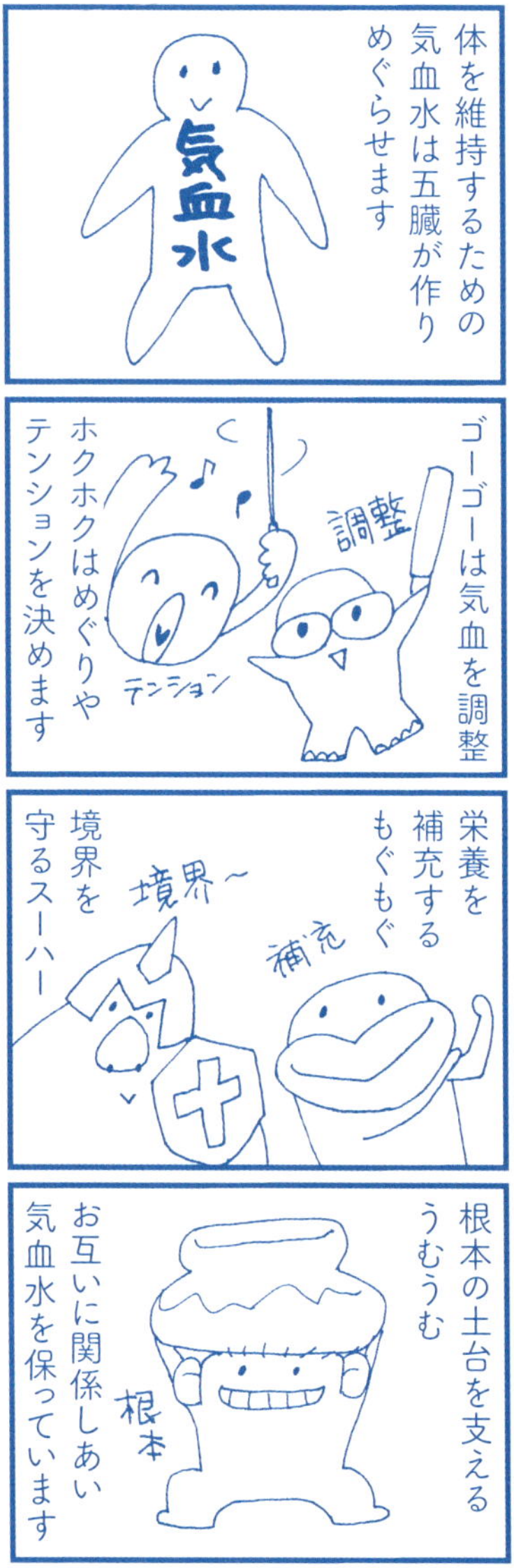
体を維持するための
気血水は五臓が作り
めぐらせます
気血水
ゴーゴーは気血を調整
調整
ホクホクはめぐりや
テンションを決めます
テンション
栄養を
補充する
もぐもぐ
補充
境界〜
境界を
守るスーハー
根本の土台を支える
うむうむ
根本
お互いに関係しあい
気血水を保っています

補足

肝のゴーゴー（木《もく》）、心《しん》のホクホク（火《か》）、脾《ひ》のもぐもぐ（土《ど》）、肺のスーハー（金《ごん》）、腎《じん》のうむうむ（水《すい》）は、それぞれの特徴により、気血水に対して協力して関わります。

肝《かん》は調整

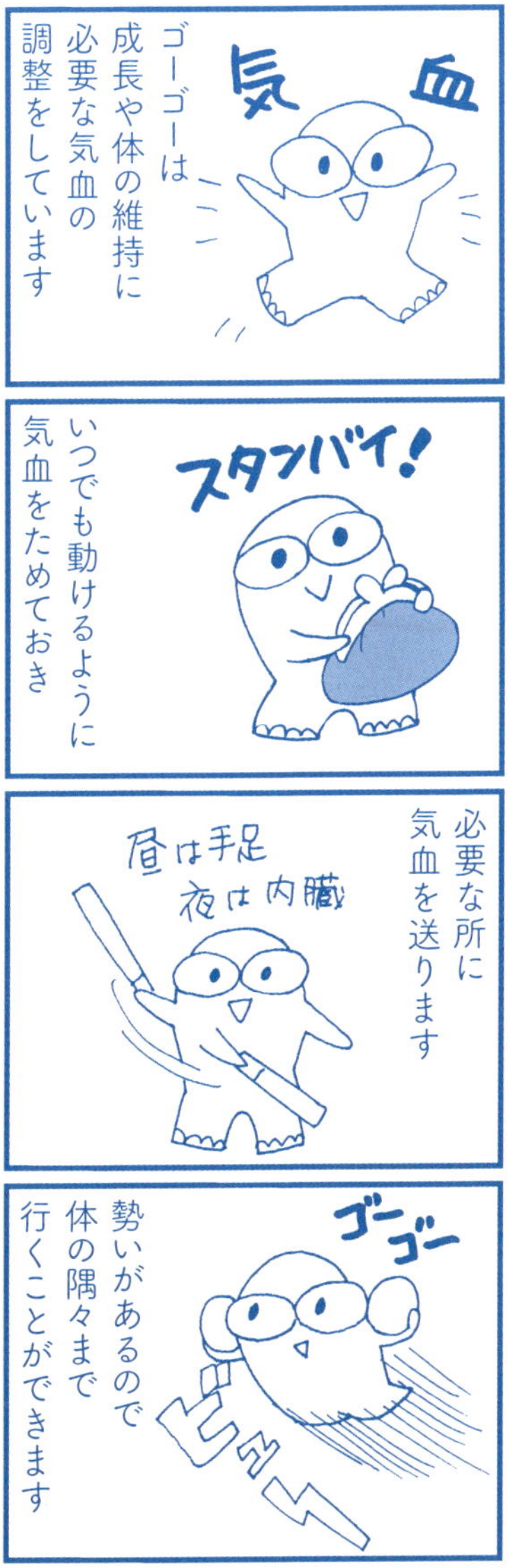
ゴーゴーは成長や体の維持に必要な気血の調整をしています
気
血
いつでも動けるように気血をためておき
スタンバイ！
必要な所に気血を送ります
昼は手足
夜は内臓
勢いがあるので体の隅々まで行くことができます
ゴーゴー

補足

肝は、体に必要なモノを髪・爪・内臓など必要な所にグングン運ぶので名前は「ゴーゴー」。五臓で作られる気血を体の末端にまで届けます。

心《しん》はめぐりとテンション

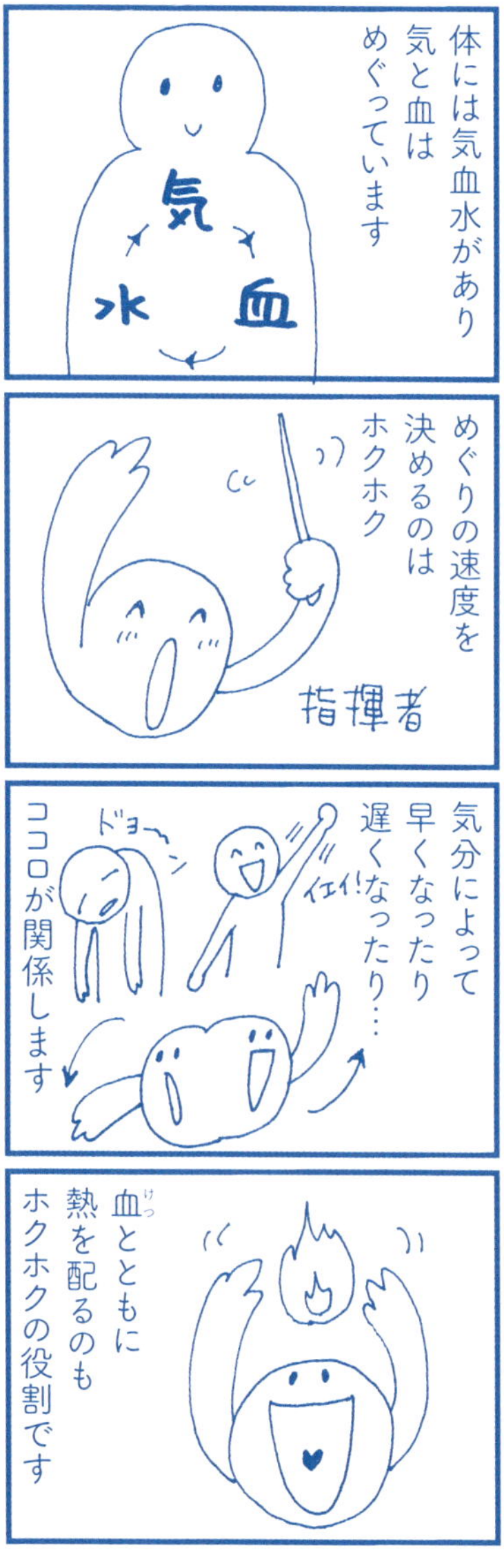
体には気血水があり
気と血は
めぐっています
気
水
血
めぐりの速度を
決めるのは
ホクホク
指揮者
気分によって
早くなったり
遅くなったり…
ココロが関係します
イェイ!
ドョーン
血《けつ》とともに
熱を配るのも
ホクホクの役割です

補足

心《しん》は、血《けつ》に乗せて体を温める熱を送り出すので、名前は「ホクホク」。火に温められて、モノが軽くなり上昇するように、気分がいいと体は温まります。

脾《ひ》は補充

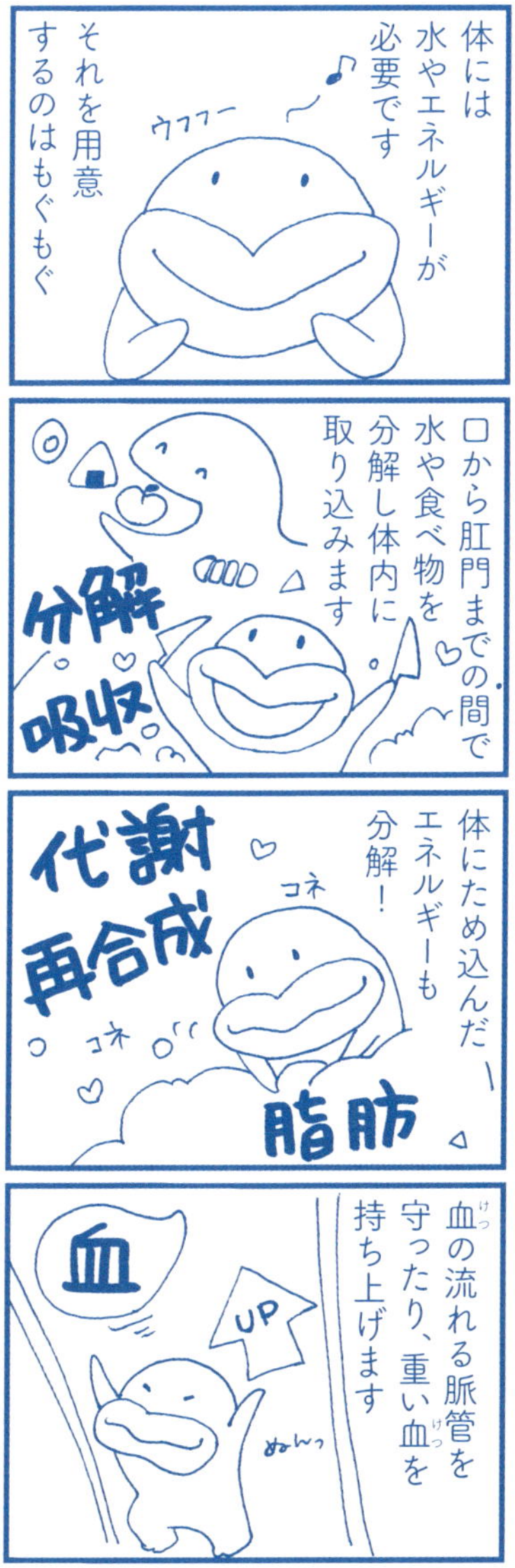
体には
水やエネルギーが
必要です
ウフフ〜
それを用意
するのはもぐもぐ
口から肛門までの間で
水や食べ物を
分解し体内に
取り込みます
分解
吸収
体にため込んだ
エネルギーも
分解！
コネ
代謝
再合成
コネ
脂肪
血《けつ》の流れる脈管を
守ったり、重い血《けつ》を
持ち上げます
血
UP
ぬんっ

補足

脾《ひ》は、飲食物から栄養を取り出す、消化・吸収・代謝の役割があるので、名前は「もぐもぐ」。脾《ひ》が正常に働いていれば、体は丈夫に保てます。

肺《はい》は境界

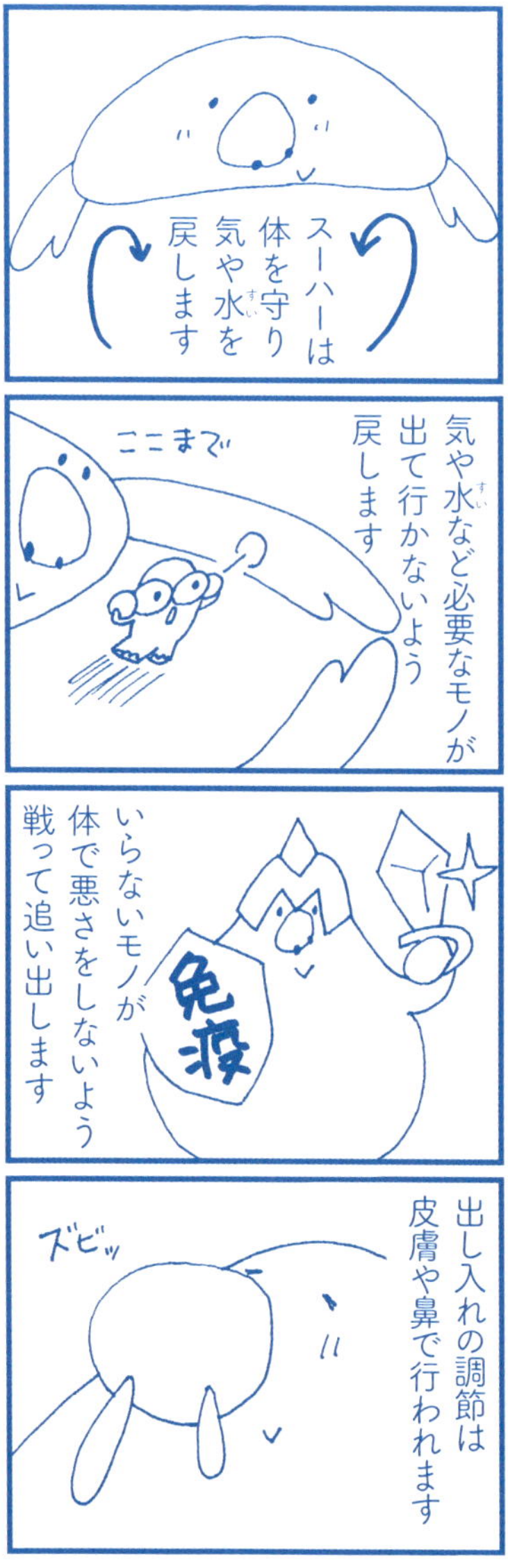
スーハーは
体を守り
気や水《すい》を
戻します
気や水《すい》など必要なモノが
出て行かないよう
戻します
ここまで
いらないモノが
体で悪さをしないよう
戦って追い出します
免疫
出し入れの調節は
皮膚や鼻で行われます
ズビッ

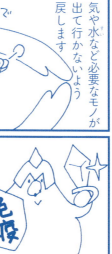

補足

肺《はい》は、呼吸して酸素を体内に取り込み気を完成させるので、名前は「スーハー」。完成された気が、体を営んだりバリアになって体を守ったりします。

腎《じん》は根本

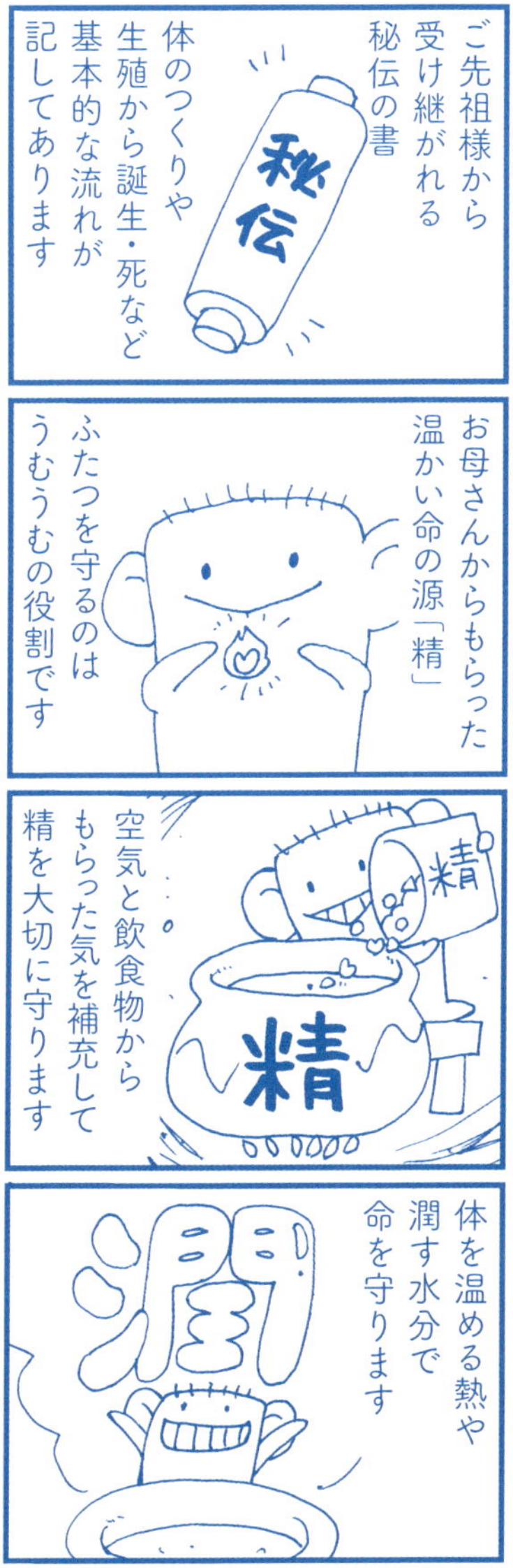
ご先祖様から
受け継がれる
秘伝の書
秘伝
体のつくりや
生殖から誕生・死など
基本的な流れが
記してあります
お母さんからもらった
温かい命の源「精」
ふたつを守るのは
うむうむの役割です
空気と飲食物から
もらった気を補充して
精を大切に守ります
精
精
体を温める熱や
潤す水分で
命を守ります
潤

補足

腎《じん》は、生殖・誕生から死まで、命の源《みなもと》「精」を守るので、名前は「うむうむ」。両親からもらった体に、食事や大気からもらう気を補うことで生命の流れを実行します。

東洋医学と西洋医学

東洋医学の発祥

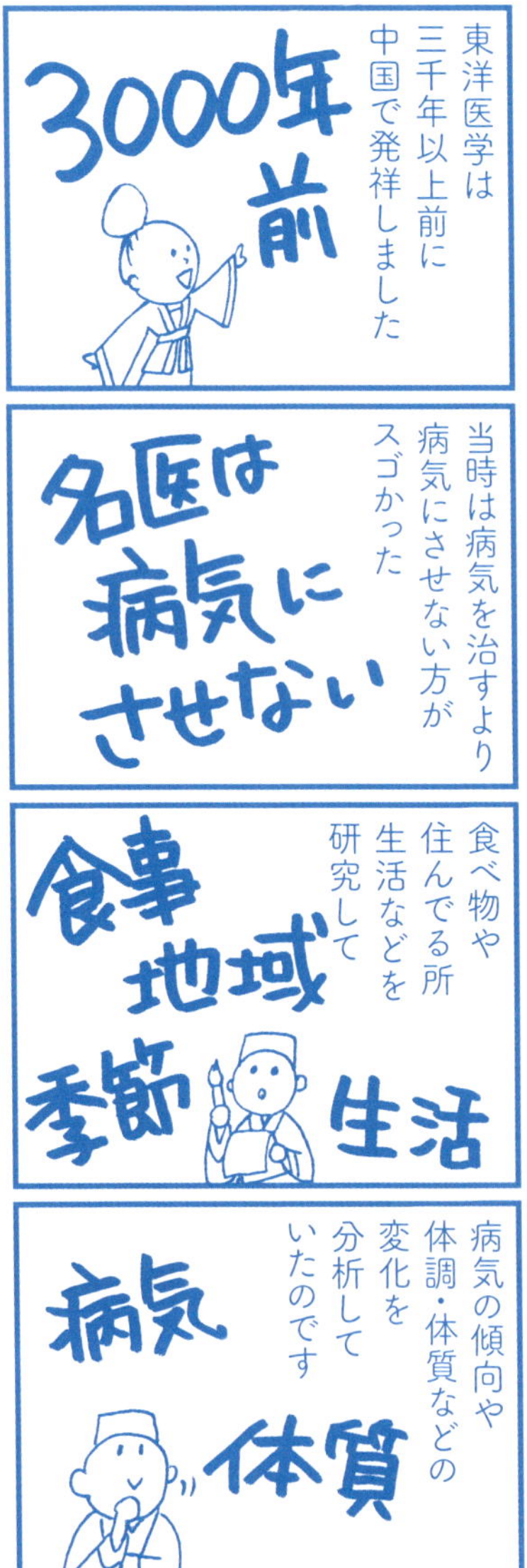
東洋医学は三千年以上前に中国で発祥しました
3000年前
当時は病気を治すより病気にさせない方がスゴかった
名医は病気にさせない
食べ物や住んでる所生活などを研究して
食事
地域
季節
生活
病気の傾向や体調・体質などの変化を分析していたのです
病気
体質

補足

東洋医学の気血水や五行の考えは生活にも活かされています。マクロビオティック、呼吸法、太極拳などの体操、東洋医学に関係する民間療法はいろいろあります。

5～6世紀に日本へ

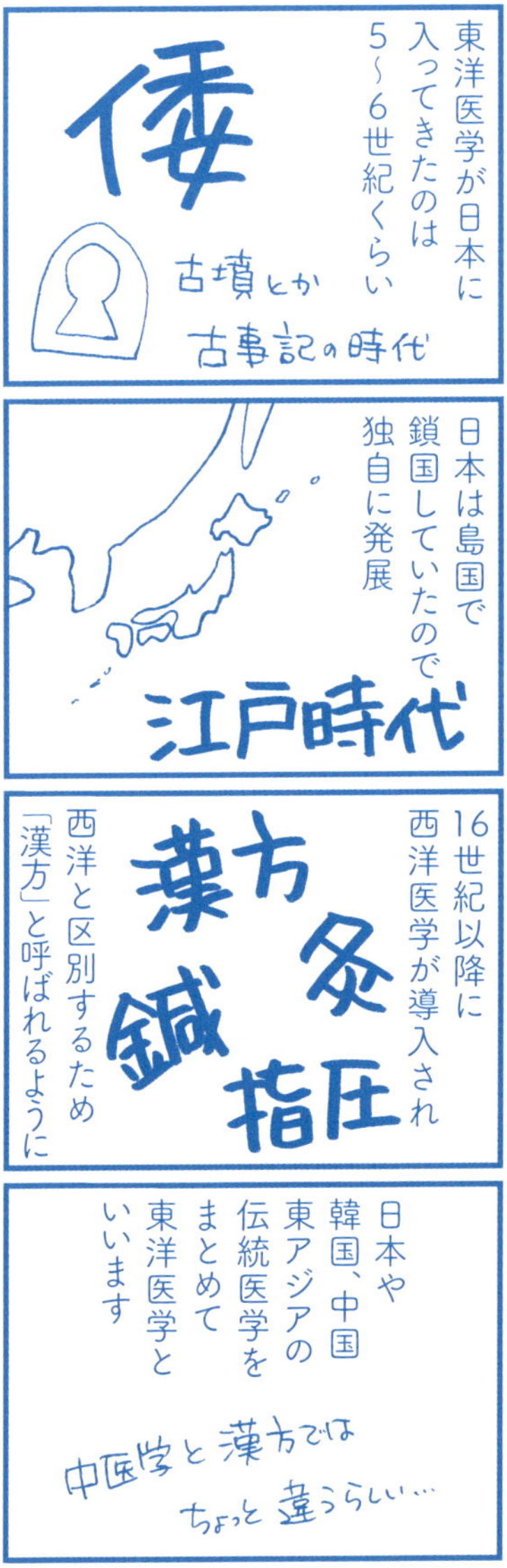
東洋医学が日本に入ってきたのは5～6世紀くらい
倭
古墳とか
古事記の時代
日本は島国で鎖国していたので独自に発展
江戸時代
16世紀以降に西洋医学が導入され
西洋と区別するため「漢方」と呼ばれるように
漢方
灸
鍼
指圧
日本や韓国、中国東アジアの伝統医学をまとめて東洋医学といいます
中医学と漢方ではちょっと違うらしい…

補足

中国が大陸なのに対して日本は島国。地域や気候が違えば、食事や生活が変わり、なりやすい病気も変わってきます。治療法がいろいろあるのもそのためです。

病気を治す西洋医学

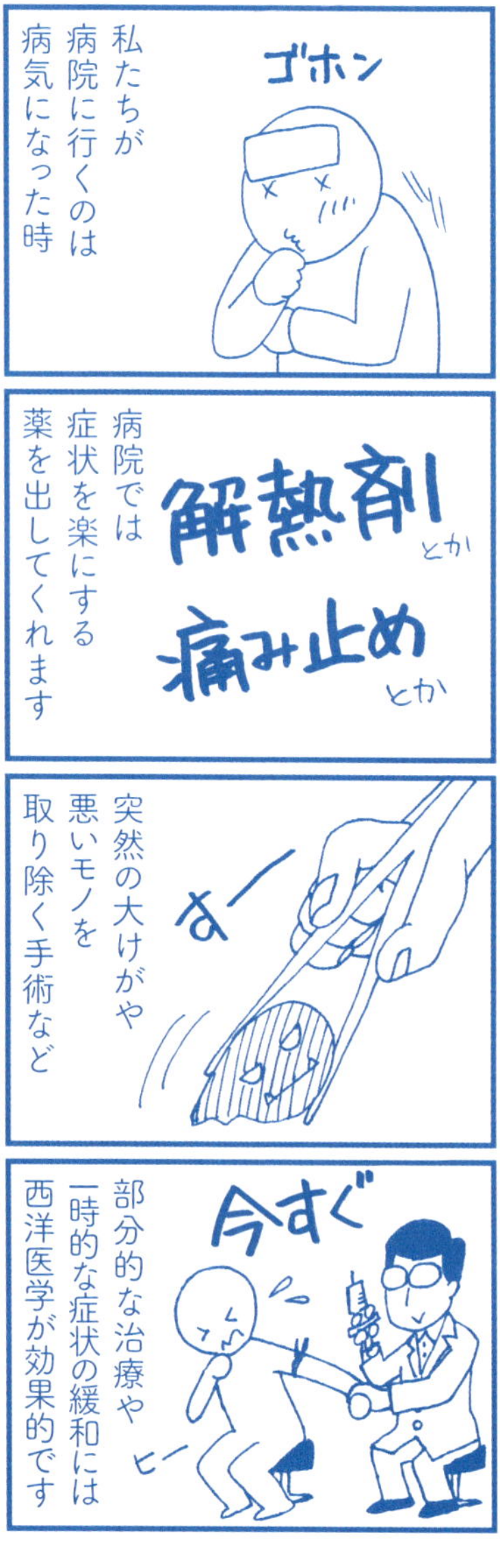
私たちが
病院に行くのは
病気になった時
ゴホン
病院では
症状を楽にする
薬を出してくれます
解熱剤
とか
痛み止め
とか
突然の大けがや
悪いモノを
取り除く手術など
さー
部分的な治療や
一時的な症状の緩和には
西洋医学が効果的です
今すぐ
ヒー

補足

最近は、対症療法の西洋医学と、原因療法の東洋医学を合わせた治療法も増えています。病気を治療しながら体の調子も整えていくのが理想的です。

病気にさせない東洋医学

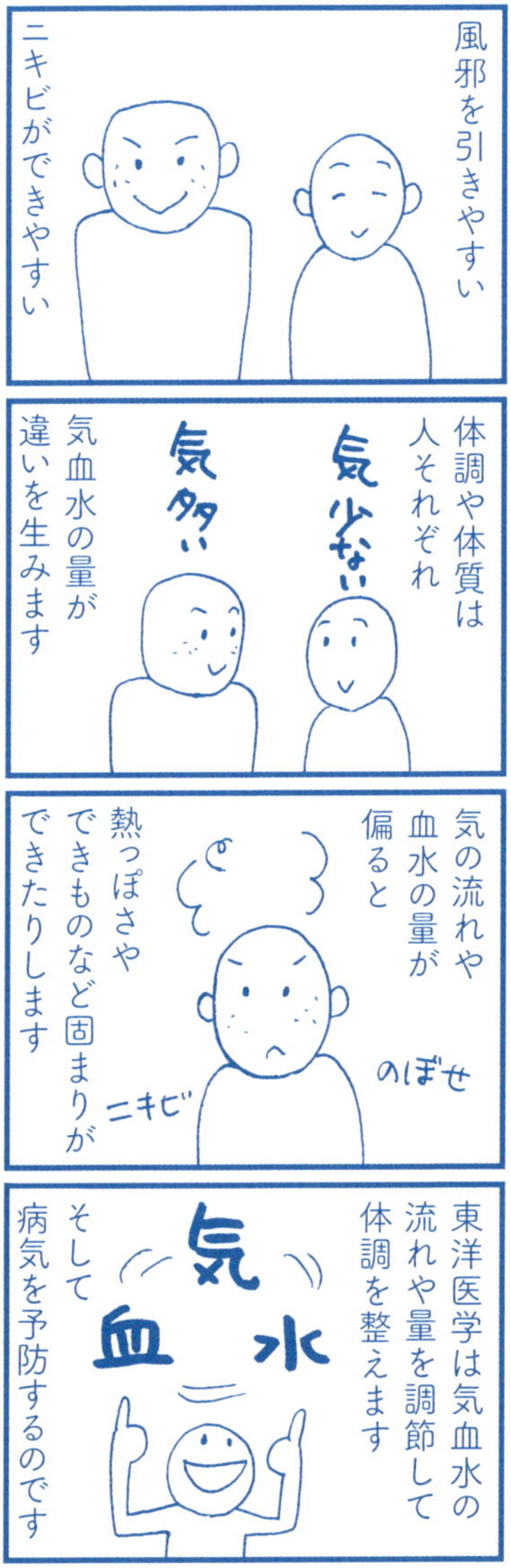

風邪を引きやすい
ニキビができやすい
体調や体質は
人それぞれ
気少ない
気多い
気血水の量が
違いを生みます
気の流れや
血水の量が
偏ると
熱っぽさや
できものなど固まりが
できたりします
のぼせ
ニキビ
東洋医学は気血水の
流れや量を調節して
体調を整えます
気
血
水
そして
病気を予防するのです

補足

気温や湿度により、体は変化します。食事や生活で、体をめぐるモノの質も変わります。変化に応じて、それぞれのバランスを整えると、体は楽になります。

体の声を聞こう

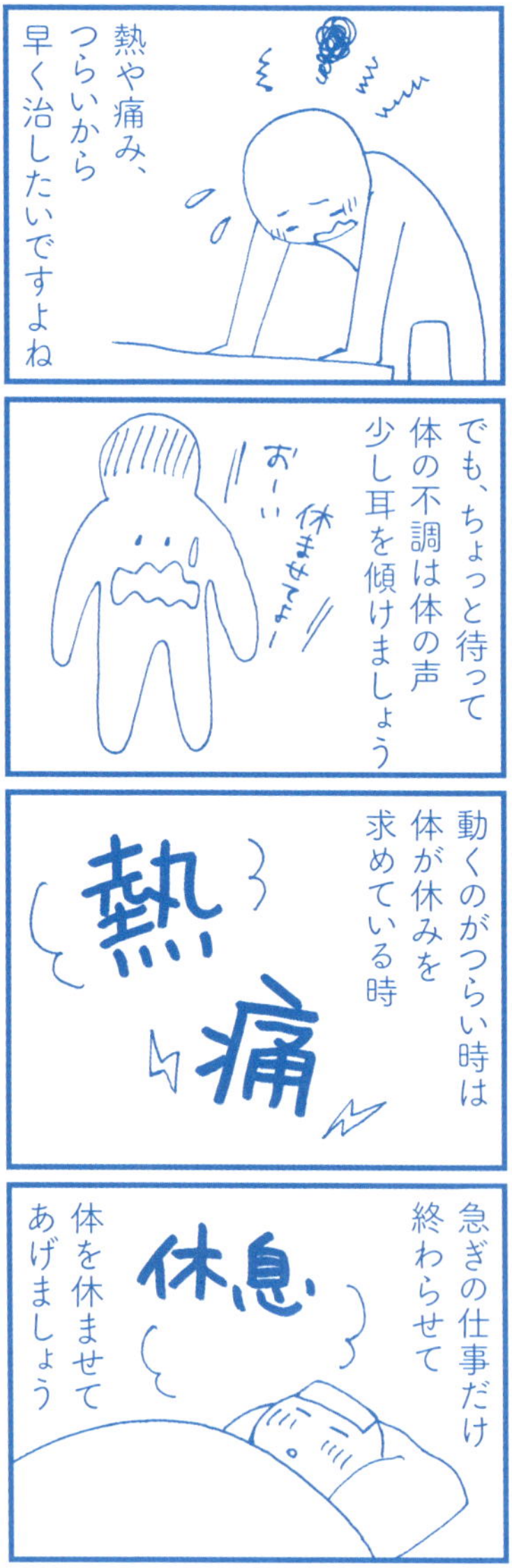
熱や痛み、
つらいから
早く治したいですよね
でも、ちょっと待って
体の不調は体の声
少し耳を傾けましょう
おーい
休ませてよー
動くのがつらい時は
体が休みを
求めている時
熱
痛
急ぎの仕事だけ
終わらせて
体を休ませて
あげましょう
休息

補足

動物が傷を自然に治すように、人間にも自然に治す力があります。あくび・寝相・くしゃみなど何気ない動作や発熱も、体を調整する力があります。

column 1

五臓の役割と働き

からだを維持するための、気血水を作りめぐらせるのは五臓です。五臓の特徴を知って、体質改善に役立てましょう！

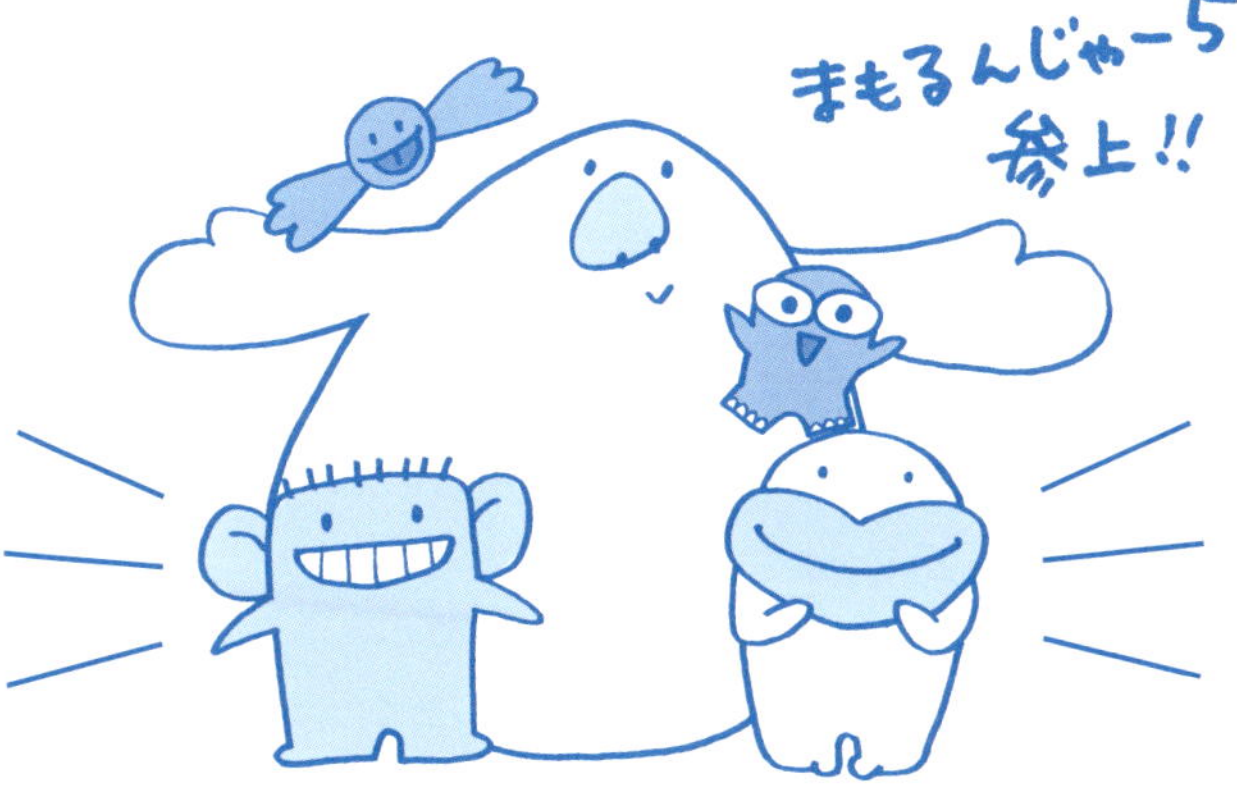
まもるんじゃー5
参上!!

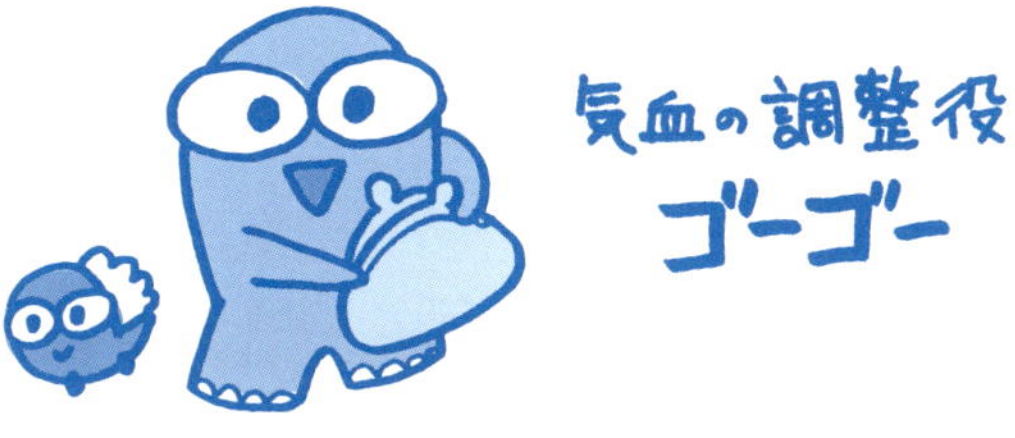
気血の調整役
ゴーゴー

性質 木《もく》

五蔵 肝《かん》

動き 素早い、上・外に広がる

働き うむうむ、もぐもぐ、スーハーが作った気血を体の端々《はしばし》にまで届ける。動きや成長・新陳代謝など、必要な所に気血を振り分け調節する。

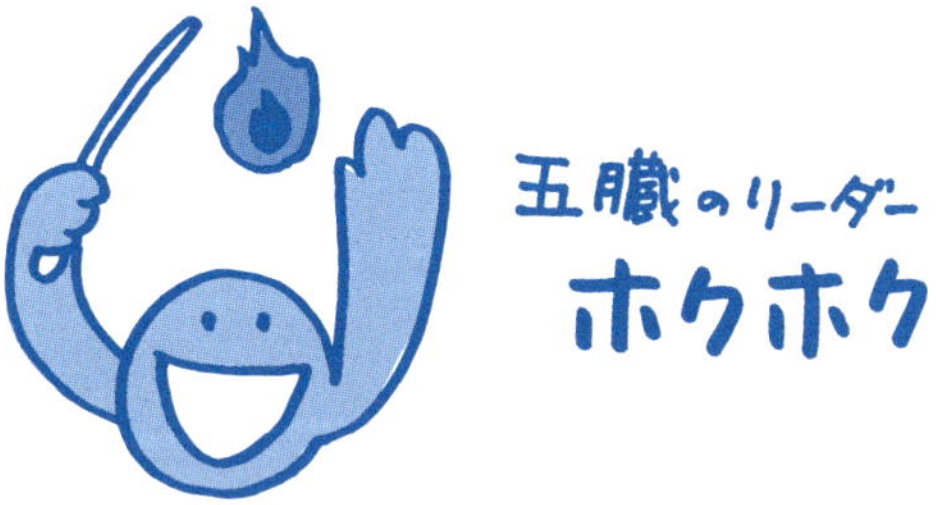
五臓のリーダー
ホクホク

性質 火《か》

五蔵 心《しん》

動き 軽い、上に上がる

働き 熱を作り出す。意識・感情に深く関わり、全体のリズムを作り、めぐりを生み出している。血《けつ》のめぐりに直結している。

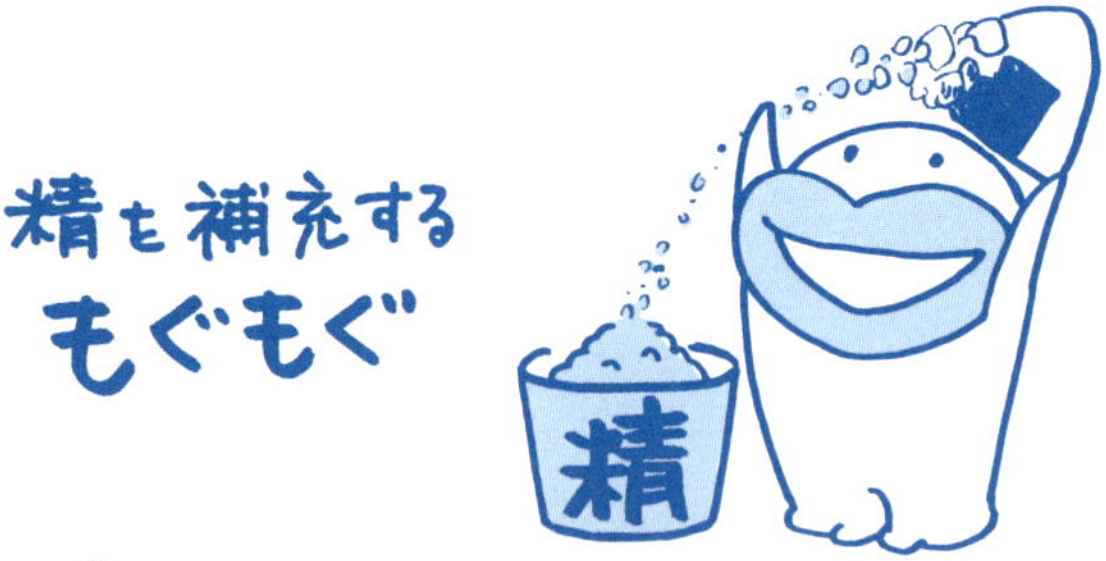
精を補充する
もぐもぐ
精

性質 土《ど》

五蔵 脾《ひ》

動き 血や水、重いものを持ち上げる

働き 飲食物を消化・分解し栄養を体内に取り込み、体で使える状態に再合成し、精《せい》を補充する。血《けつ》が脈管からもれないよう守る。

体を守る スーパー

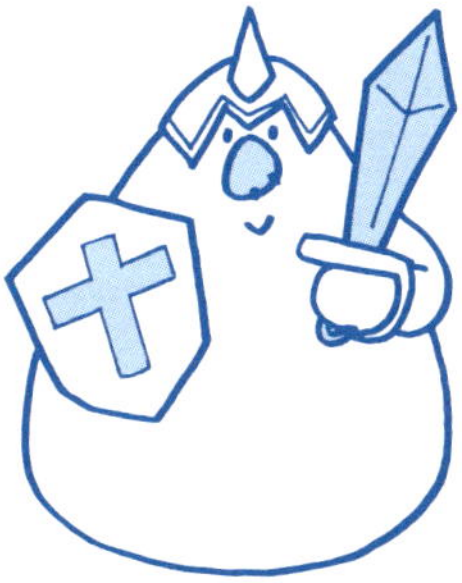

性質 金《ごん》

五蔵 肺《はい》

動き 出・入、下・内に戻す

働き 体に清気《せいき》を取り込み気を完成させる。体の内外《うちそと》の境界を水《すい》のバリアで守る。不必要なモノを体外へ排出する。

命の根本 うむうむ

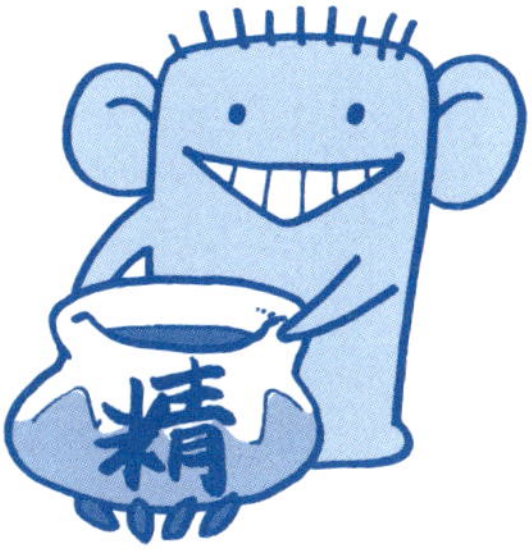

性質 水《すい》

五蔵 腎《じん》

動き 重い、下に下がる

働き 生殖から死まで命の土台となる精《せい》と、熱や水《すい》など命に必要なモノを守る。精《せい》とは気や血《けつ》の元となるもの。

第2章

東洋医学的に見る体のしくみ

胃腸・大腸・心臓・肺・手・足・骨など、私たちは普段、体を部分的に見ることが多いですが、東洋医学は少し違った見方をします。体全体を見て不調の原因を探ります。体のつくりや関係・機能を知って視点を変えると、いろんなものが見えてきます。

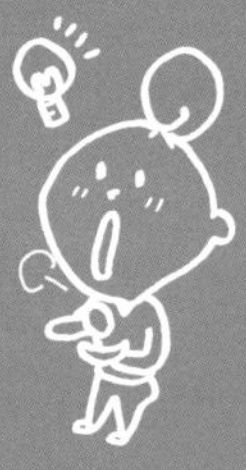

東洋医学的な体の見方

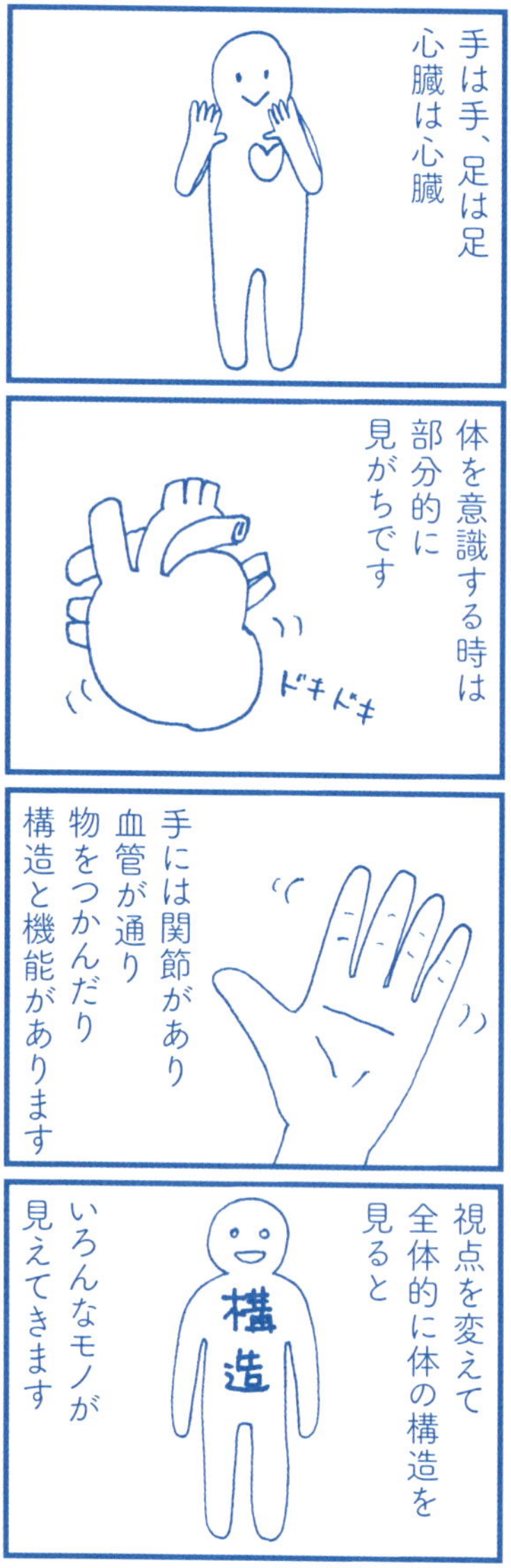
手は手、足は足
心臓は心臓
体を意識する時は
部分的に
見がちです
ドキドキ
手には関節があり
血管が通り
物をつかんだり
構造と機能があります
視点を変えて
全体的に体の構造を
見ると
いろんなモノが
見えてきます
構造

補足

体を全体に見るのが東洋医学の特徴です。臓器よりも機能や働きを見て、その関係やバランスを、個人に合わせて整えていきます。

気血水って何？

命を維持するもの

体を維持するために
必要な要素が3つ
あります

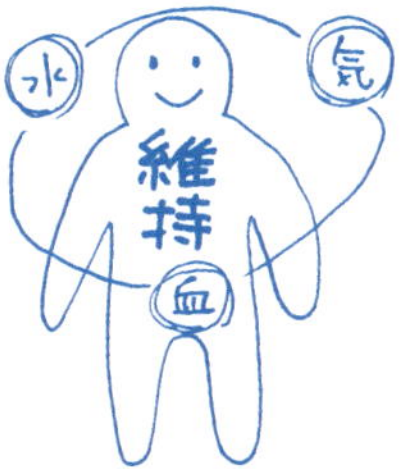

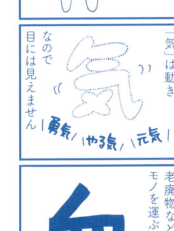

動かすためのチカラ
「気」は動き
なので
目には見えません

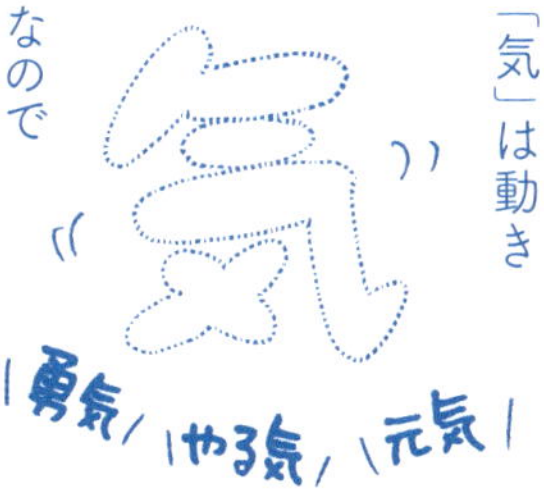

栄養・酸素や
老廃物など
モノを運ぶための「血《けつ》」

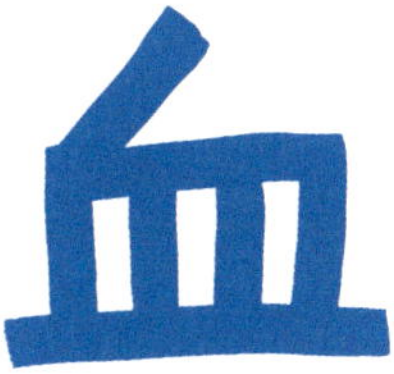

気血の動きを
滑らかにする「水《すい》」
3つのバランスが
体質を作ります

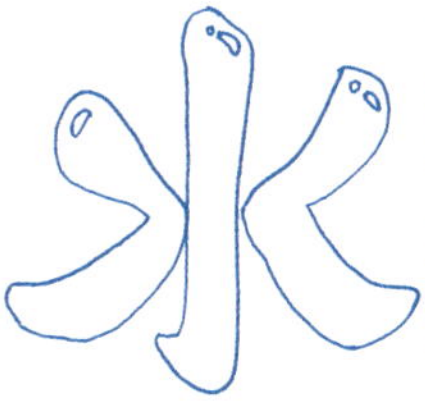

補足

体が生きている限り、気血水は必要不可欠です。内臓・手足などを動かすために気が、モノを運ぶために血が、気血が動くには水が必要です。

めぐりとは

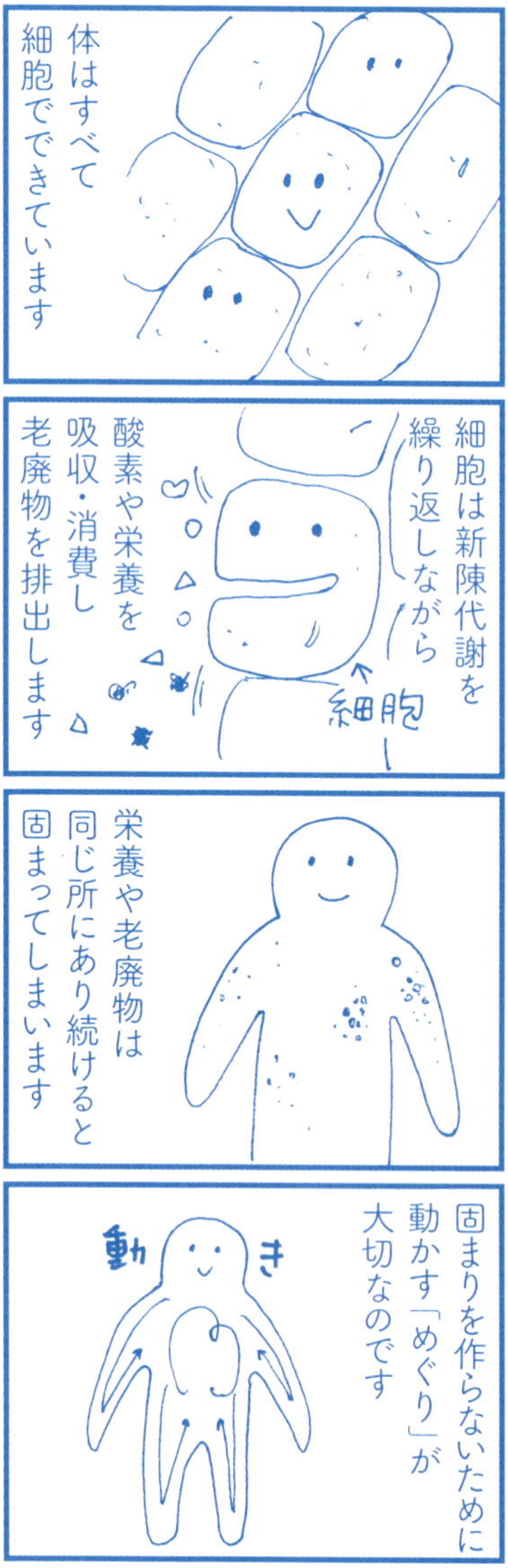
体はすべて
細胞でできています
細胞は新陳代謝を
繰り返しながら
酸素や栄養を
吸収・消費し
老廃物を排出します
細胞
栄養や老廃物は
同じ所にあり続けると
固まってしまいます
固まりを作らないために
動かす「めぐり」が
大切なのです
動き

補足

体は毎日同じように見えるけれど、少しずつ変化しています。

気って何？

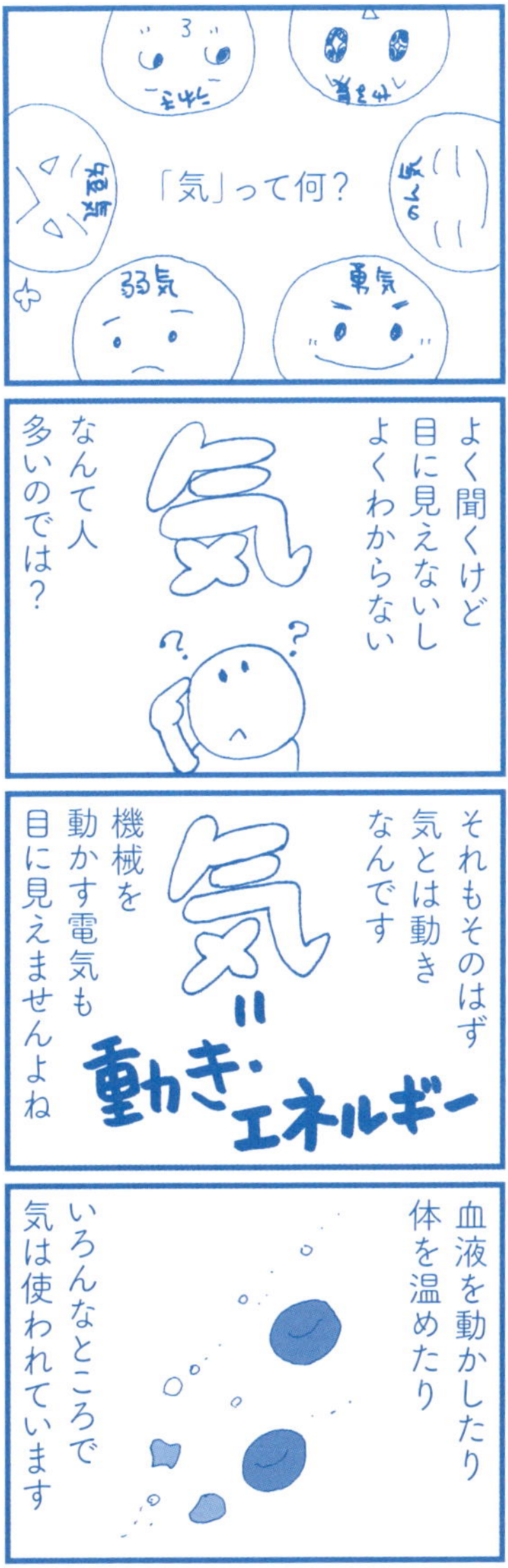

「気」って何？
勇気
弱気
よく聞くけど
目に見えないし
よくわからない
気
なんて人
多いのでは？
それもそのはず
気とは動き
なんです
気
＝
動き・エネルギー
機械を
動かす電気も
目に見えませんよね
血液を動かしたり
体を温めたり
いろんなところで
気は使われています

気の動き

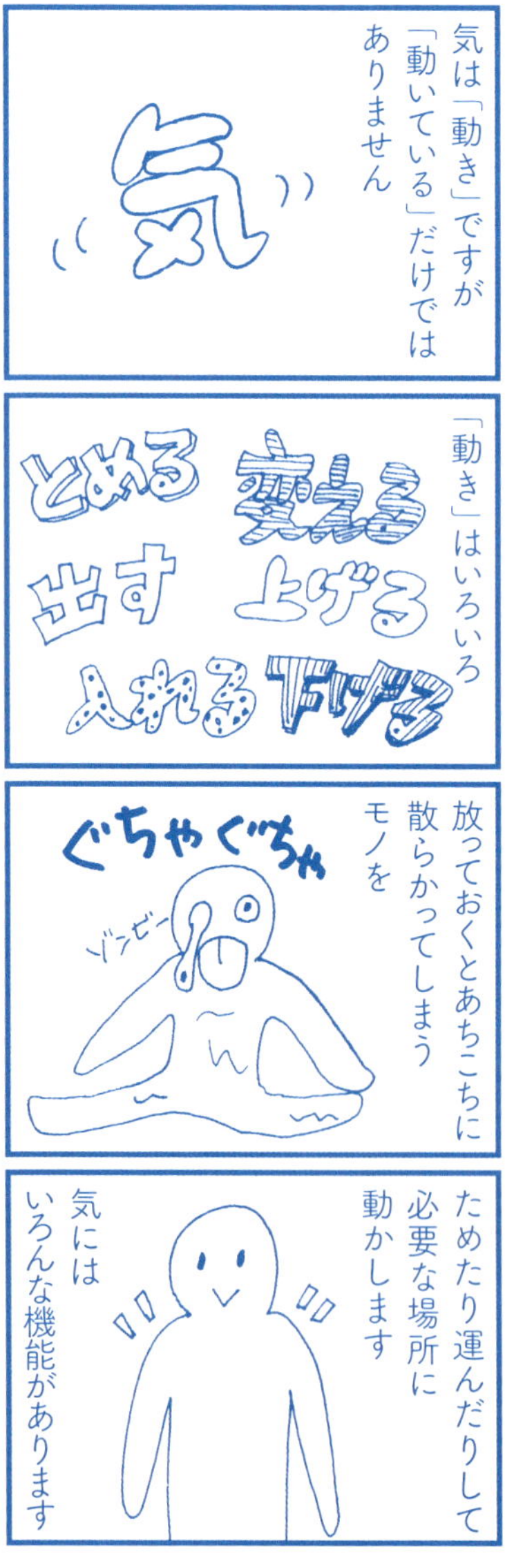
気は「動き」ですが
「動いている」だけでは
ありません
気
「動き」はいろいろ
変える
上げる
下げる
とめる
出す
入れる
放っておくとあちこちに
散らかってしまう
モノを
ぐちゃぐちゃ
ゾンビー
ためたり運んだりして
必要な場所に
動かします
気には
いろんな機能があります

補足

気の動きには「上・下・出・入・止・変」と六つあります。留めるために止めておいたり、食べ物を栄養に作り変えたりと、いろんな動きが必要です。

めぐりの始まり

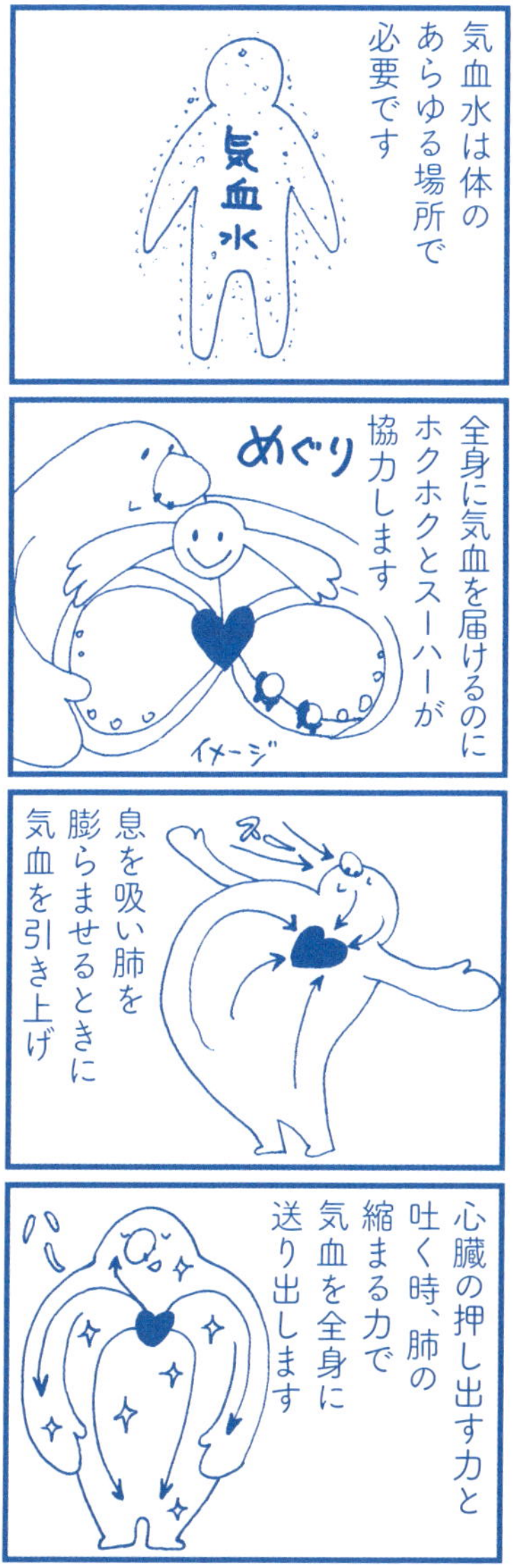

気血水は体のあらゆる場所で必要です
気
血
水
全身に気血を届けるのにホクホクとスーハーが協力します
めぐり
イメージ
息を吸い肺を膨らませるときに気血を引き上げ
スー
心臓の押し出す力と吐く時、肺の縮まる力で気血を全身に送り出します
ハー

補足

肺の空気交換で新鮮な空気（東洋医学では清気《せいき》という）を取り込み、気は完全なものになります。心《しん》の力と体の動きで体内に送り出されます。

持って生まれた精

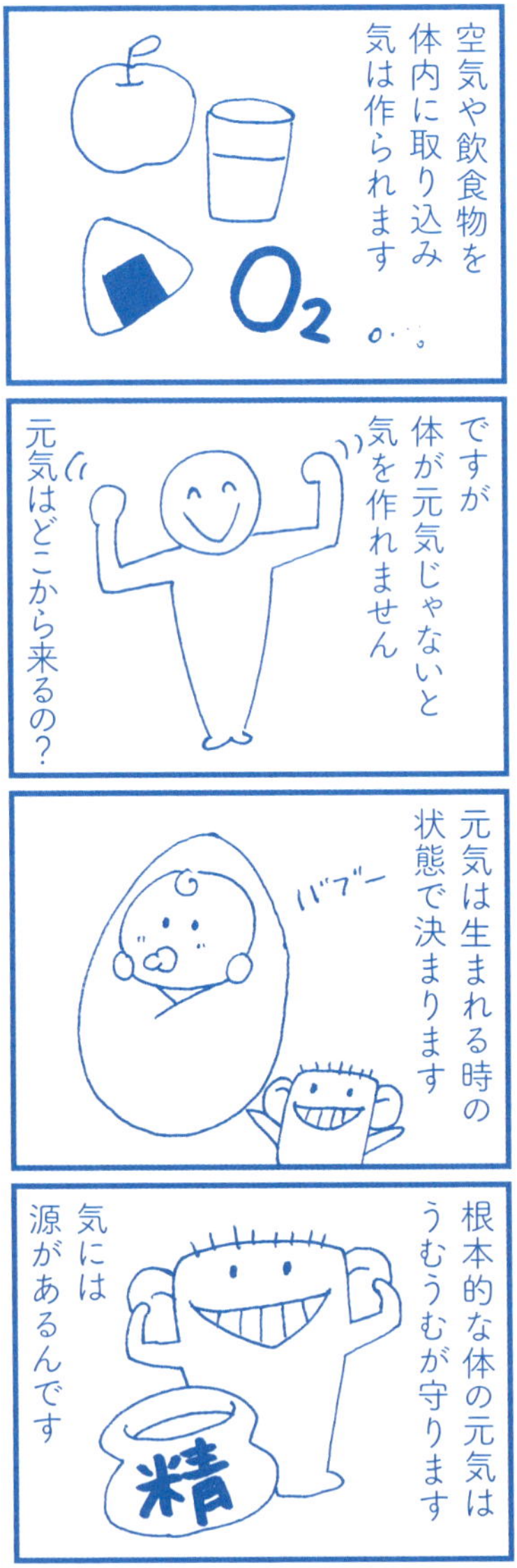
空気や飲食物を
体内に取り込み
気は作られます
O_2
ですが
体が元気じゃないと
気を作れません
元気はどこから来るの？
元気は生まれる時の
状態で決まります
バブー
根本的な体の元気は
うむうむが守ります
気には
源があるんです
精

補足

土鍋や炊飯器、お米を炊く道具がいろいろあるように、人により生まれつき体は違います。生まれ落ちるまでに決まった体質を「先天《せんてん》の精《せい》」といいます。

生まれてから取り込む精

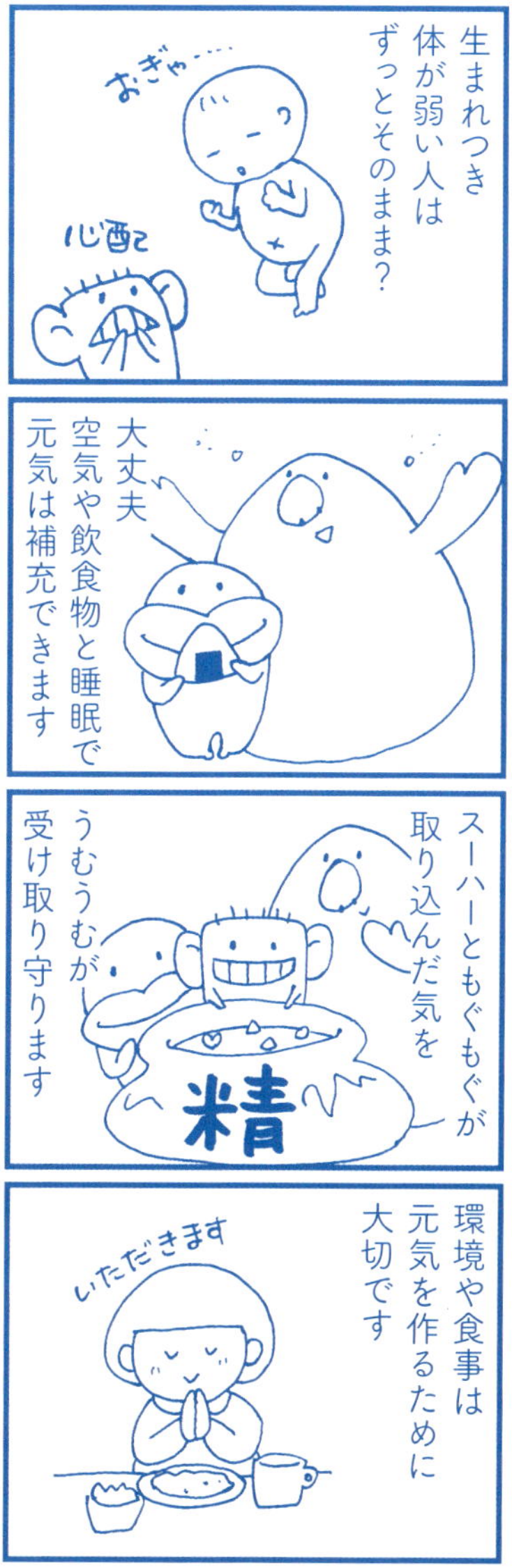
生まれつき
体が弱い人は
ずっとそのまま?
おぎゃ….
心配
大丈夫
空気や飲食物と睡眠で
元気は補充できます
スーハーともぐもぐが
取り込んだ気を
うむうむが
受け取り守ります
精
環境や食事は
元気を作るために
大切です
いただきます

補足

名柄や水の量でお米の炊きあがりが違うように、毎日の食事や生活によっても体質は変わります。生まれてから取り込むものを「後天《こうてん》の精《せい》」といいます。

動きを保つ気

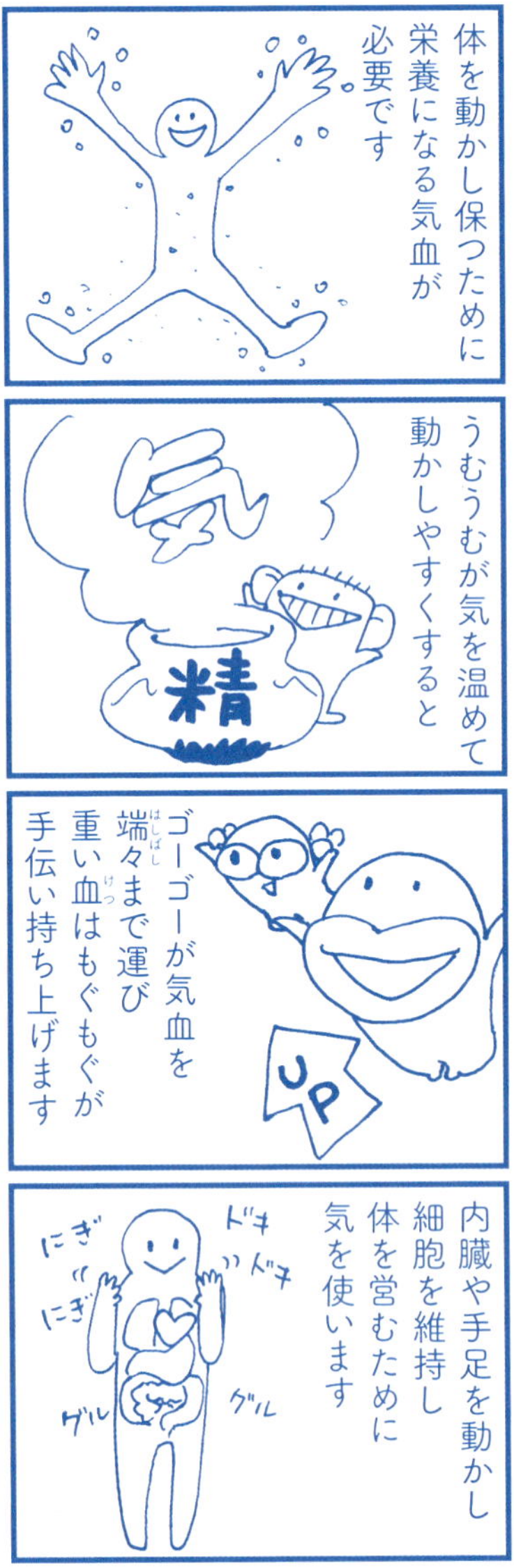
体を動かし保つために
栄養になる気血が
必要です
うむうむが気を温めて
動かしやすくすると
気
精
ゴーゴーが気血を
端々《はしばし》まで運び
重い血《けつ》はもぐもぐが
手伝い持ち上げます
UP
内臓や手足を動かし
細胞を維持し
体を営むために
気を使います
ドキ
ドキ
にぎ
にぎ
グル
グル

補足

体を維持するためには、栄養や酸素、それを届けるためにも気が必要です。体を営むための気をまとめて「営気《えいき》」といいます。

体を守る気

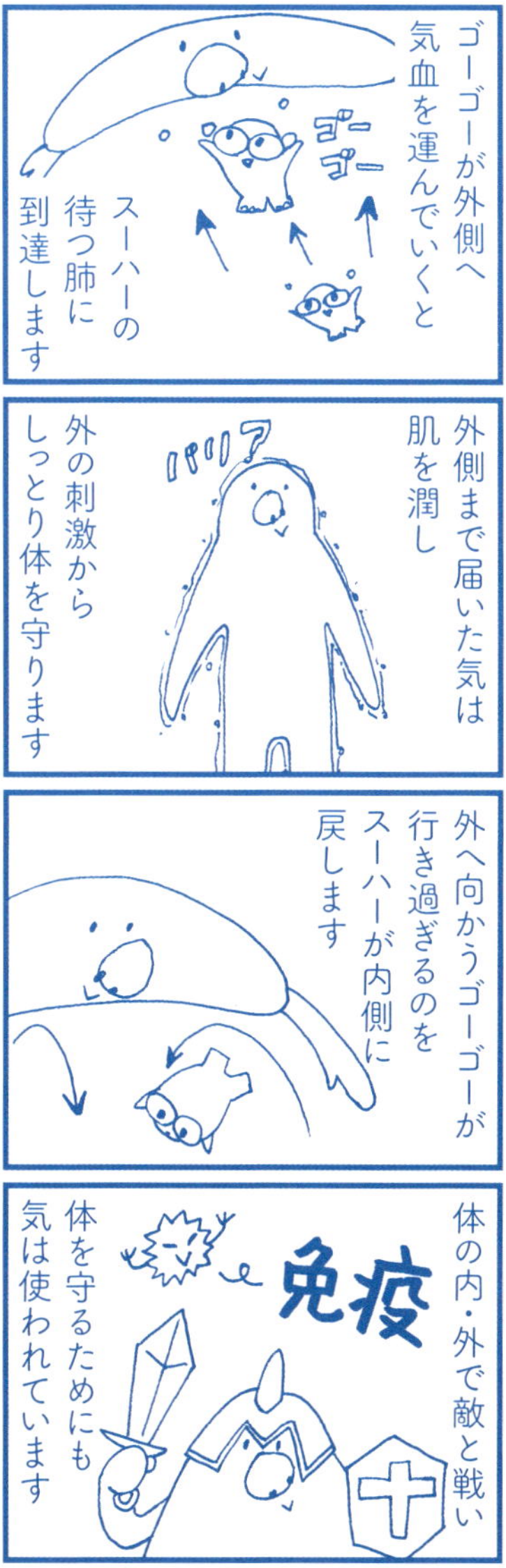
ゴーゴーが外側へ気血を運んでいくと
ゴーゴー
スーハーの待つ肺に到達します
外側まで届いた気は肌を潤し
パリア
外の刺激からしっとり体を守ります
外へ向かうゴーゴーが行き過ぎるのをスーハーが内側に戻します
体の内・外で敵と戦い
免疫
体を守るためにも気は使われています

補足

必要な気が逃げないようにしたり、内外に発生する敵を倒したりと、体を守るためにも気が必要です。それを、近衛兵の字を使って「衛気《えき》」といいます。

運ぶ血《けつ》

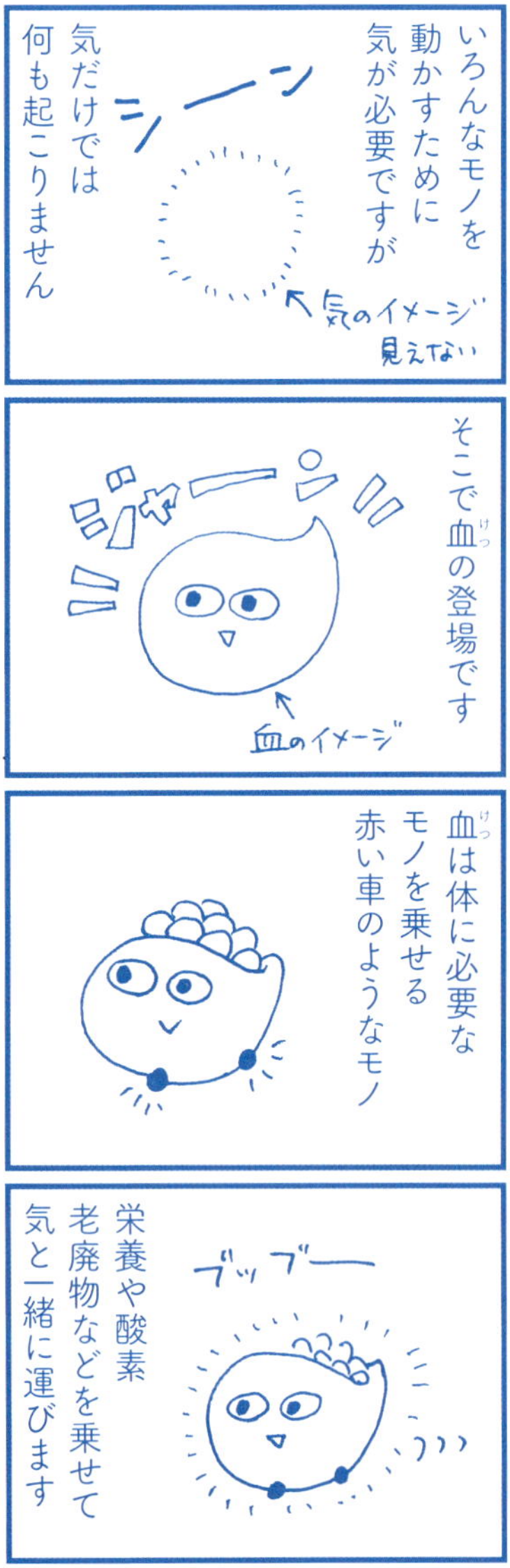
いろんなモノを
動かすために
気が必要ですが
シーーン
気だけでは
何も起こりません
気のイメージ
見えない
そこで血《けつ》の登場です
ジャーン!!
血のイメージ
血《けつ》は体に必要な
モノを乗せる
赤い車のようなモノ
栄養や酸素
老廃物などを乗せて
気と一緒に運びます
ブッブー

補足

血は目に見えて分かりやすい実動部隊。気と一体となり血脈の中をめぐります。血管から出ると、気と分離され機能しなくなります。

体を潤し養《やしな》う水《すい》

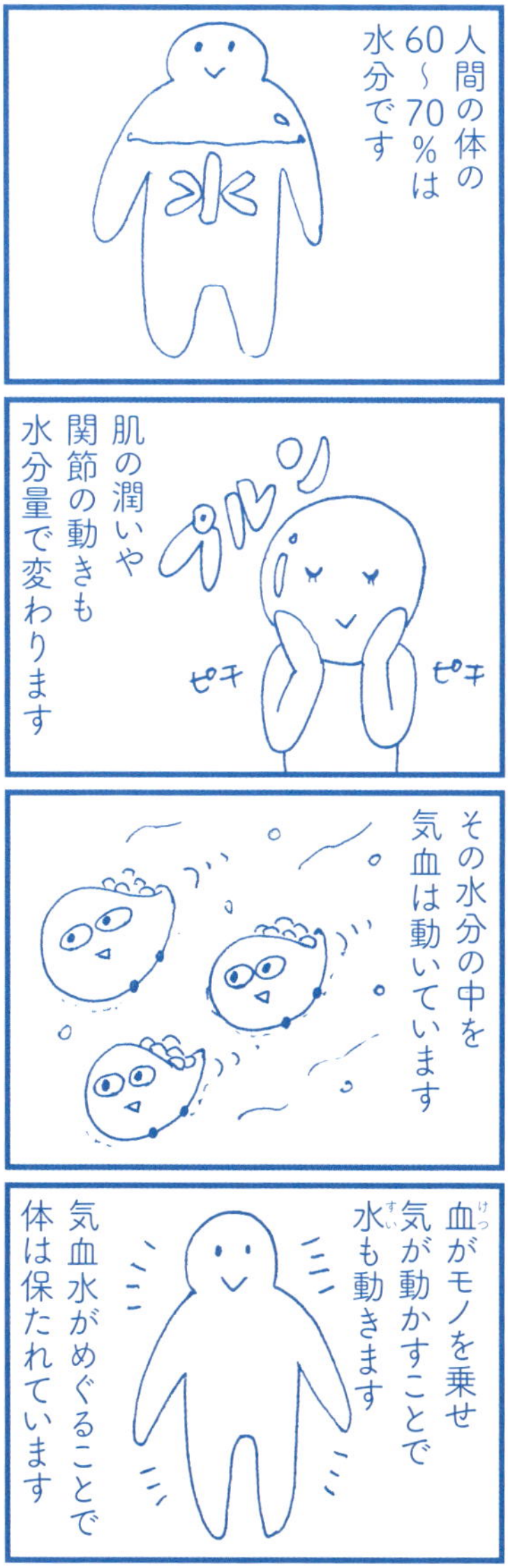

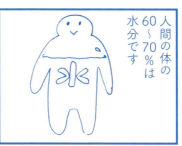

人間の体の
60～70％は
水分です
水
肌の潤いや
関節の動きも
水分量で変わります
プルン
ピキ
ピキ
その水分の中を
気血は動いています
血《けつ》がモノを乗せ
気が動かすことで
水《すい》も動きます
気血水がめぐることで
体は保たれています

補足

水は、気の動く場所であり、血を液体にして流れやすくします。水が濁らないためにも気血の動きが必要で、気血水は切り離せません。

めぐるモノとめぐらせるモノ

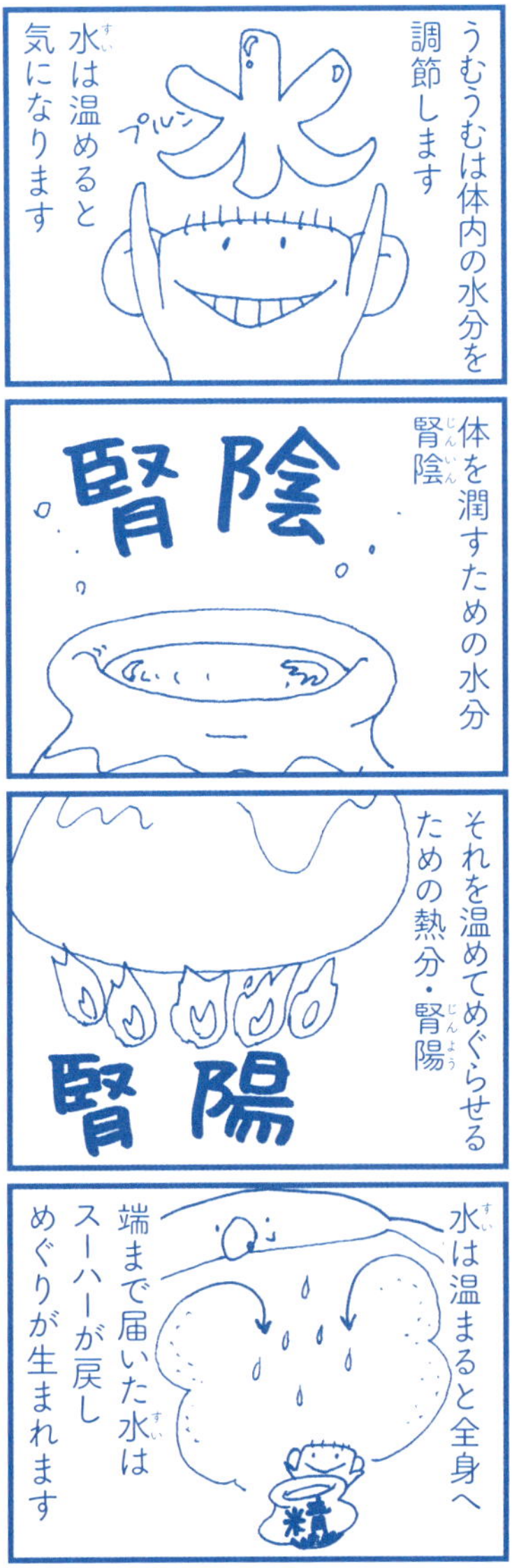
うむうむは体内の水分を調節します
水《すい》は温めると気になります
プルン
水
体を潤すための水分 腎陰《じんいん》
腎陰
それを温めてめぐらせるための熱分・腎陽《じんよう》
腎陽
水《すい》は温まると全身へ
端まで届いた水《すい》はスーハーが戻しめぐりが生まれます
精

補足

腎陰は、体を作る素材になったり、体を潤したり、落ち着かせたりします。腎陽は体を温める熱分で、喜怒哀楽など感情により変化します。

体のつくり

体は細胞からできている

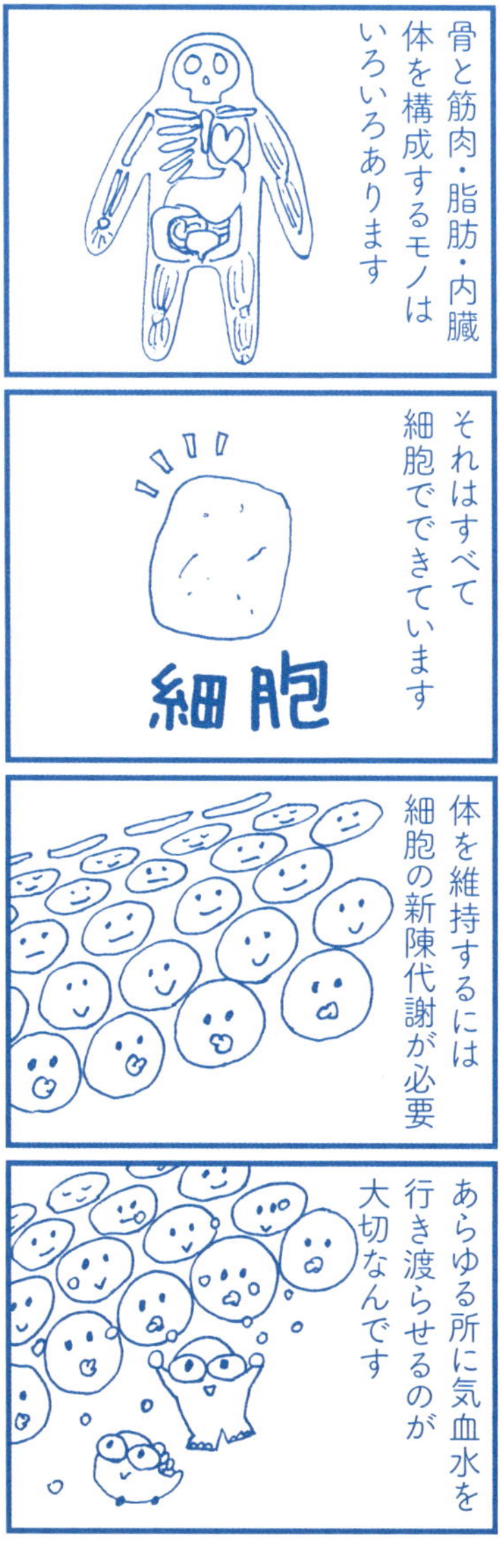
骨と筋肉・脂肪・内臓
体を構成するモノは
いろいろあります
それはすべて
細胞でできています
細胞
体を維持するには
細胞の新陳代謝が必要
あらゆる所に気血水を
行き渡らせるのが
大切なんです

補足

体を維持するために細胞は営気を必要とし、老廃物を排出します。自然界で人が生きているように、体内では細胞が生きています。

外側を覆う皮膚

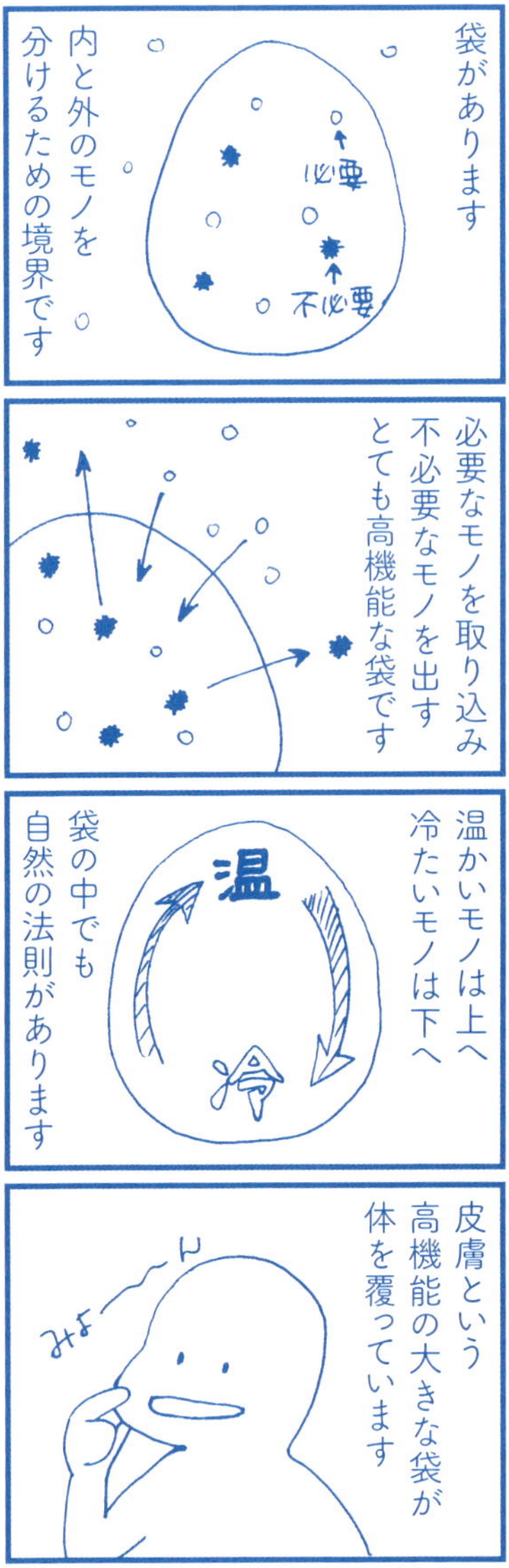
袋があります
内と外のモノを
分けるための境界です
必要
不必要
必要なモノを取り込み
不必要なモノを出す
とても高機能な袋です
温かいモノは上へ
冷たいモノは下へ
袋の中でも
自然の法則があります
温
冷
皮膚という
高機能の大きな袋が
体を覆っています
みよ〜〜ん

補足

体の中には、脳や骨、内臓、血液など、いろんなモノがあります。それを覆っているのが、皮膚という大きな袋です。袋の形でめぐりも変わってきます。

体を支える骨

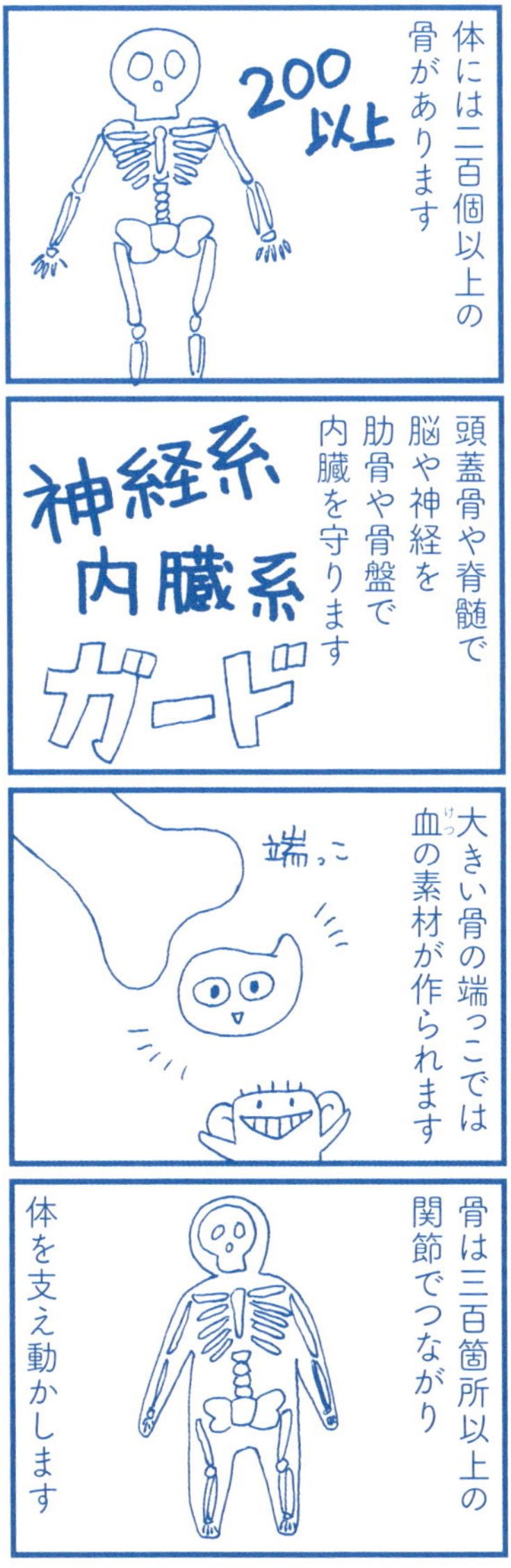
体には二百個以上の骨があります
200以上
頭蓋骨や脊髄で脳や神経を肋骨や骨盤で内臓を守ります
神経系
内臓系
ガード
大きい骨の端っこでは血《けつ》の素材が作られます
端っこ
骨は三百箇所以上の関節でつながり
体を支え動かします

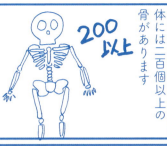

補足

骨は、気血水を作る内臓や脳を守ったり、血《けつ》の素材を作ったりします。また、関節部分が折れ曲がることで、体を動かします。

動かす筋肉

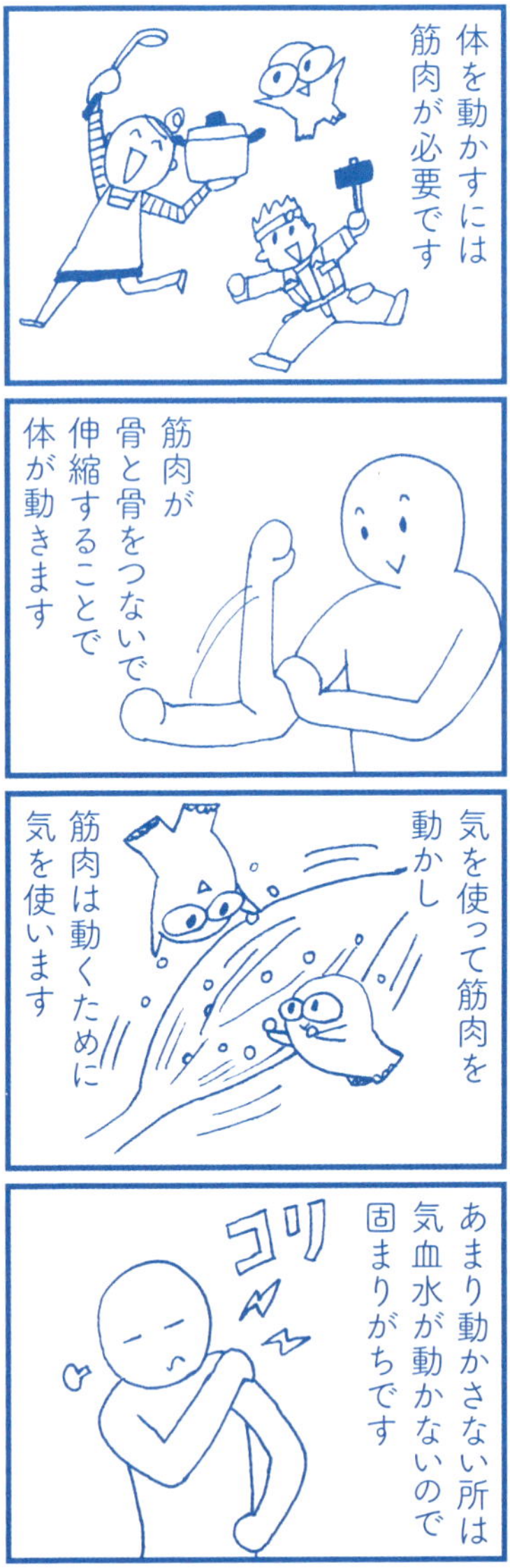
体を動かすには
筋肉が必要です
筋肉が
骨と骨をつないで
伸縮することで
体が動きます
気を使って筋肉を
動かし
筋肉は動くために
気を使います
あまり動かさない所は
気血水が動かないので
固まりがちです
コリ

補足

ふくらはぎは第二の心臓といわれるように、筋肉の弛緩と収縮が血液を押し出します。体を動かすと気血のめぐりが良くなります。

気血水を作る内臓

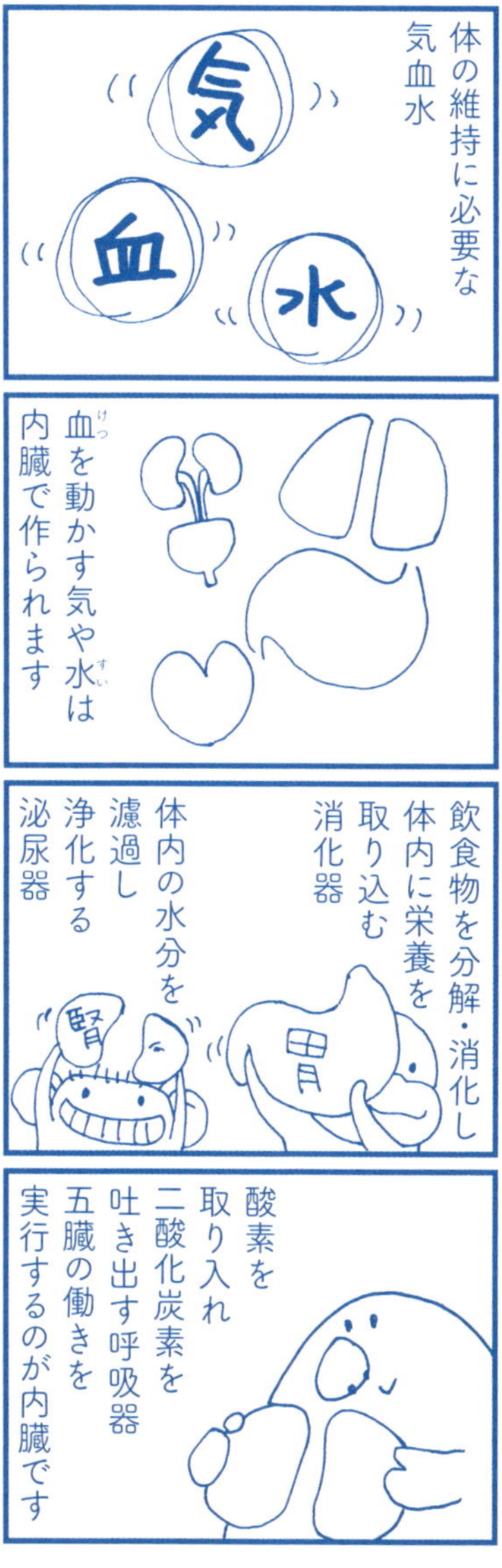
体の維持に必要な
気血水
気
血
水
血《けつ》を動かす気や水《すい》は
内臓で作られます
飲食物を分解・消化し
体内に栄養を
取り込む
消化器
胃
体内の水分を
濾過し
浄化する
泌尿器
腎
酸素を
取り入れ
二酸化炭素を
吐き出す呼吸器
五臓の働きを
実行するのが内臓です

補足

気血水を作る内臓は、肋骨と骨盤で囲うように守られ、筋肉がそれを支えています。姿勢が悪いと内臓の納まる空間がゆがみ、内臓が働きにくくなります。

消化吸収は大仕事

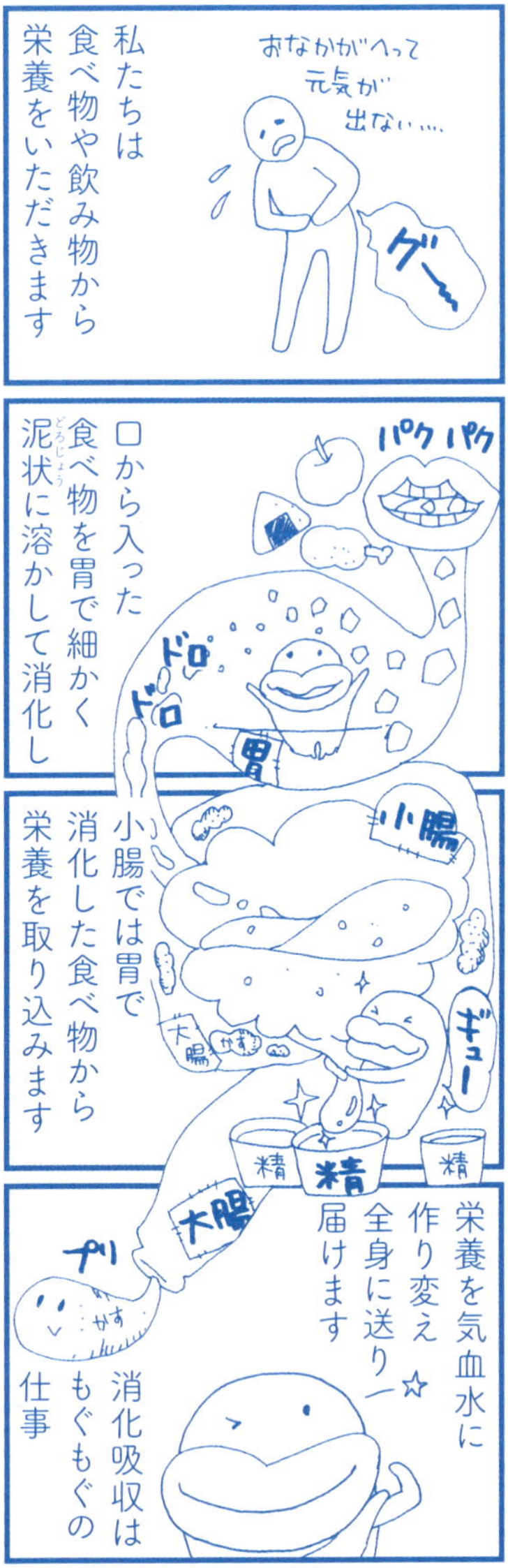
私たちは食べ物や飲み物から栄養をいただきます
おなかがへって元気が出ない….
グ〜
口から入った食べ物を胃で細かく泥状《どろじょう》に溶かして消化し
パクパク
ドロドロ
胃
小腸では胃で消化した食べ物から栄養を取り込みます
小腸
大腸
かす
ギュー
精
精
精
栄養を気血水に作り変え全身に送り届けます
大腸
プリ
かす
消化吸収はもぐもぐの仕事

補足

同時に使える気血の量には限りがあります。消化吸収は大仕事なので、気血を胃腸に集めます。食べ過ぎると、脳に回す気血が少なくなり食後に眠くなります。

体の土台を支えるもの

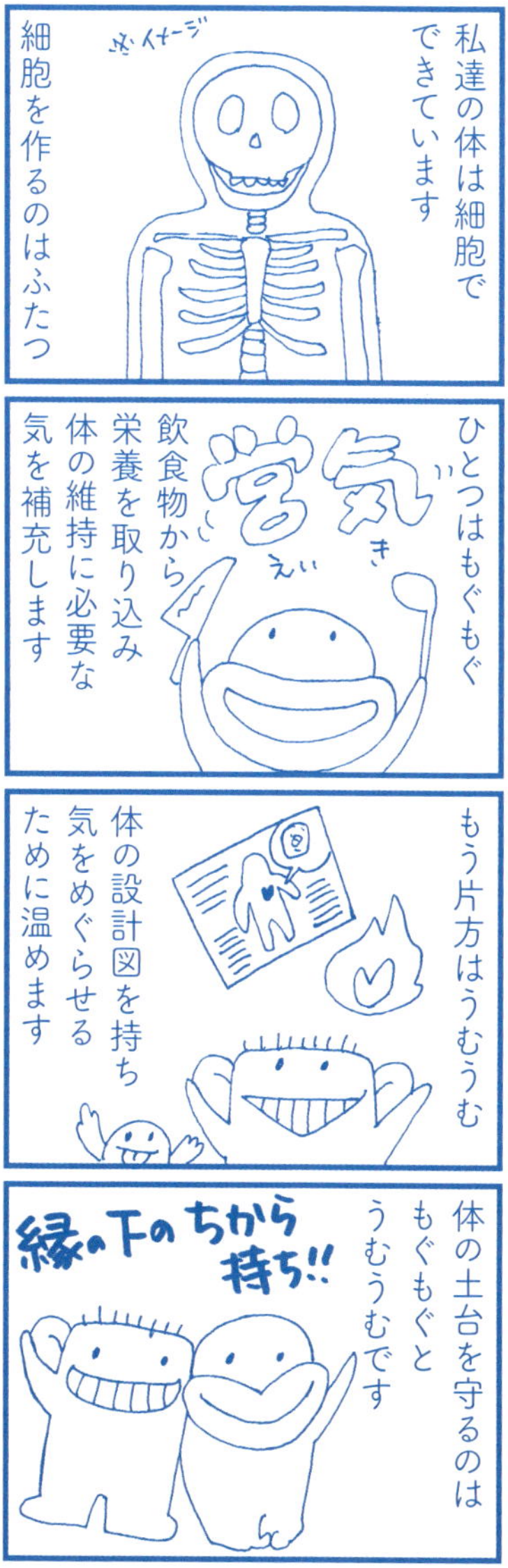

私達の体は細胞でできています
※イメージ
細胞を作るのはふたつ
ひとつはもぐもぐ
営《えい》気《き》
飲食物から栄養を取り込み体の維持に必要な気を補充します
もう片方はうむうむ
体の設計図を持ち気をめぐらせるために温めます
体の土台を守るのはもぐもぐとうむうむです
縁の下のちから持ち!!

補足

全体から細胞レベルまで、うむうむは体の土台を支えます。土台を丈夫に維持するための気や血を補充するのはもぐもぐです。

体の水分

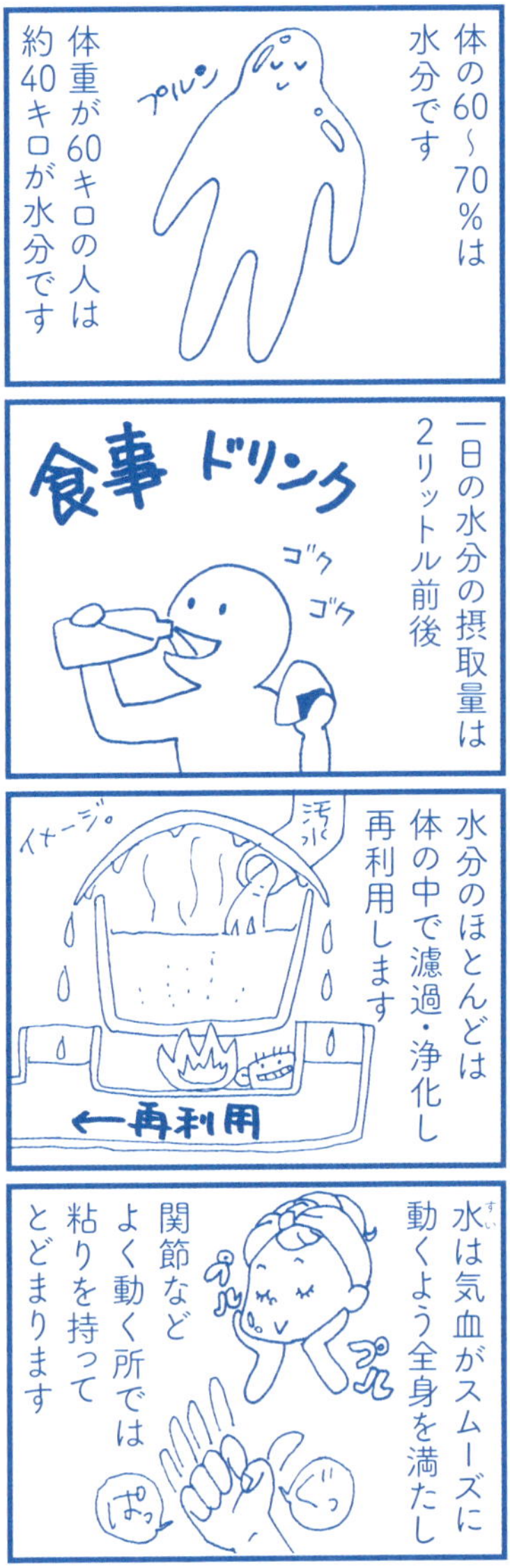
体の60～70％は水分です
体重が60キロの人は約40キロが水分です
プルン
一日の水分の摂取量は2リットル前後
食事
ドリンク
ゴクゴク
水分のほとんどは体の中で濾過・浄化し再利用します
イメージ
汚水
←再利用
水《すい》は気血がスムーズに動くよう全身を満たし
関節などよく動く所では粘りを持ってとどまります
ぱっ
ぐっ

補足

汗や尿など、体温調節やモノを流すための動きやすい水。関節液や髄液など、大事な部分を守るための動きの少ない水。水には二種類あります。

血《けつ》や水《すい》を運ぶ管

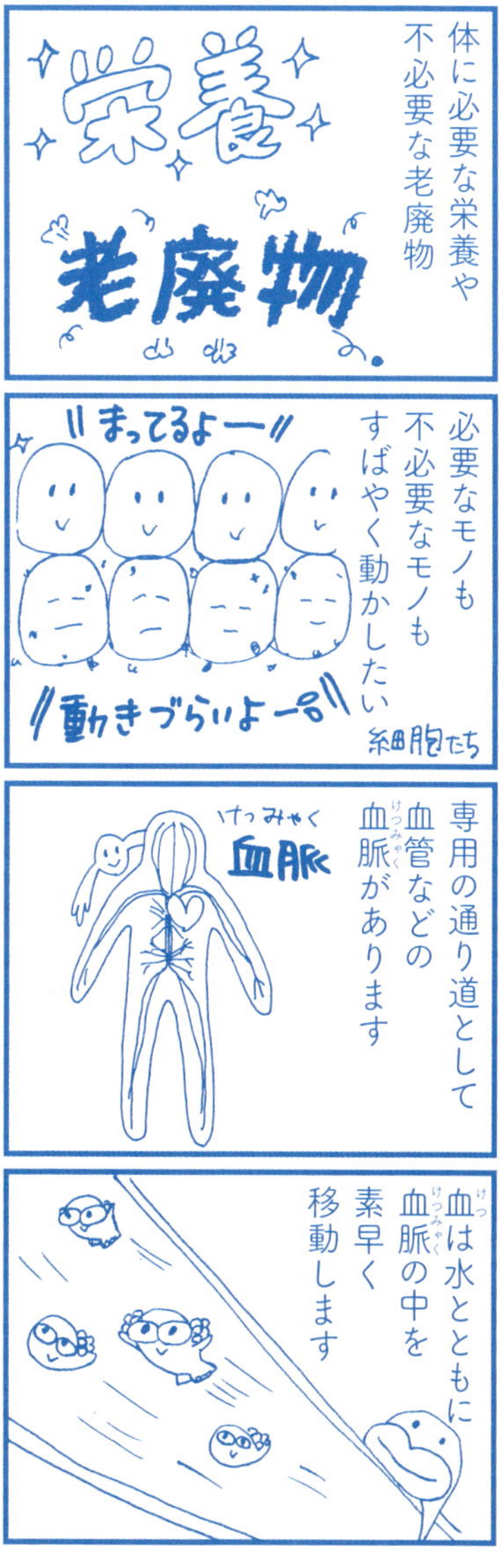
体に必要な栄養や
不必要な老廃物
栄養
老廃物
必要なモノも
不必要なモノも
すばやく動かしたい
まってるよー
動きづらいよー
細胞たち
専用の通り道として
血管などの
血脈《けつみゃく》があります
けつみゃく
血脈
血《けつ》は水とともに
血脈《けつみゃく》の中を
素早く
移動します

補足

血は、心臓の力で勢いよく押し出され、ふくらはぎなどの筋肉の動きで心臓に戻ります。主にホクホクとゴーゴーが、血をめぐらせます。

指令を伝える神経

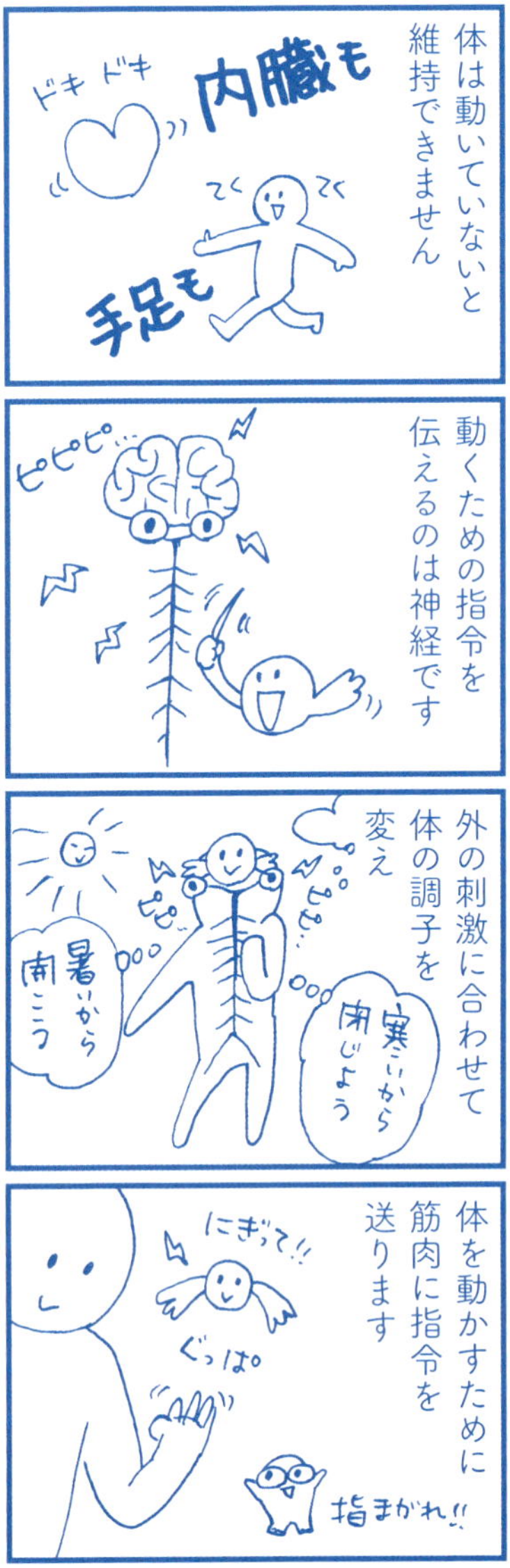
体は動いていないと維持できません
ドキドキ
内臓も
てくてく
手足も
動くための指令を伝えるのは神経です
ピピピ…
外の刺激に合わせて体の調子を変え
ピピ
ピピ…
暑いから開こう
寒いから閉じよう
体を動かすために筋肉に指令を送ります
にぎって!!
ぐっぱ
指まがれ!!

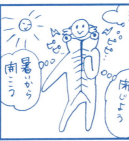

補足

呼吸や心臓の拍動、手足の動きなど、体の機能調節に影響する自律神経は、ホクホクの指令とそれを実行するゴーゴーの調子が関係します。

エネルギーの貯蔵

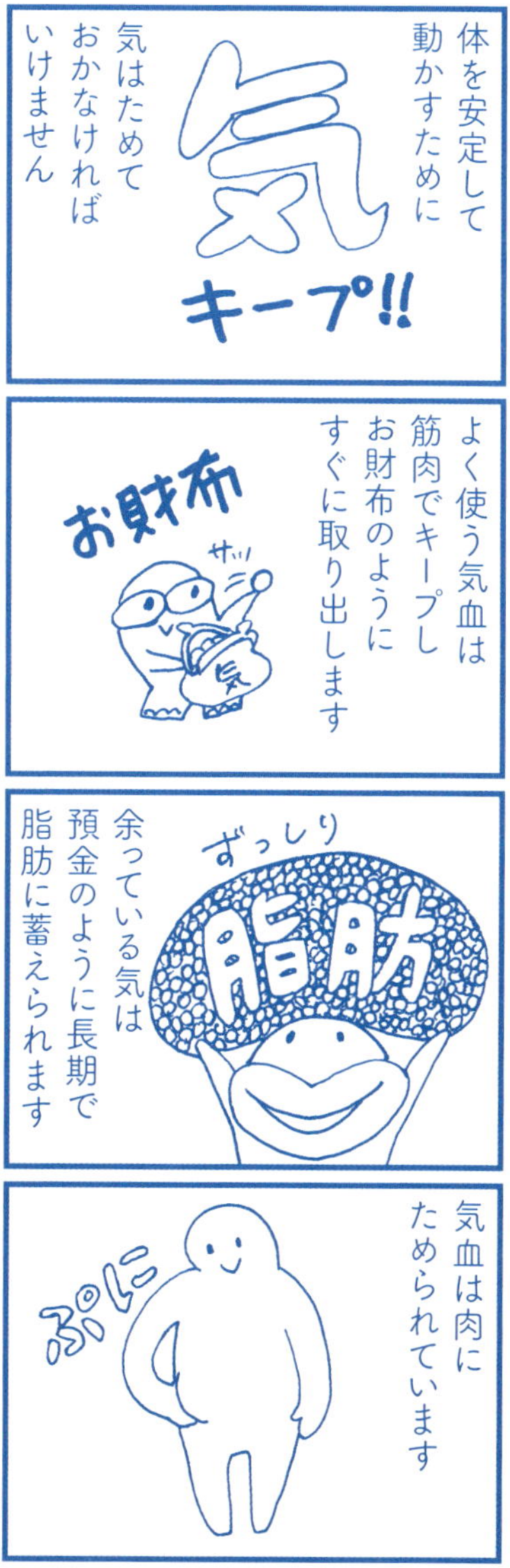
体を安定して
動かすために
気はためて
おかなければ
いけません
気
キープ!!
よく使う気血は
筋肉でキープし
お財布のように
すぐに取り出します
お財布
サッ
気
余っている気は
預金のように長期で
脂肪に蓄えられます
ずっしり
脂肪
気血は肉に
ためられています
ぷに

補足

体型には、もぐもぐの調子が現れます。栄養が消化できてない時や、吸収した栄養が蓄えられないと、体に脂肪がつかず痩せすぎてしまいます。

血《けつ》のめぐる場所

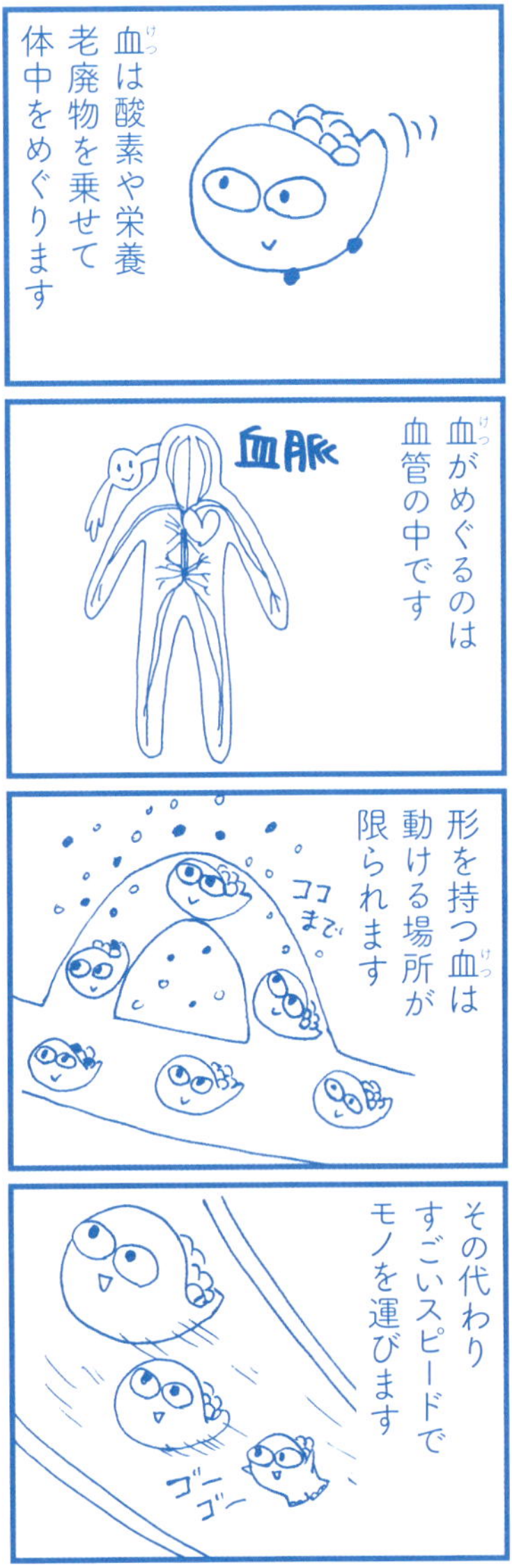
血《けつ》は酸素や栄養
老廃物を乗せて
体中をめぐります
血脈
血《けつ》がめぐるのは
血管の中です
形を持つ血《けつ》は
動ける場所が
限られます
ココまで。
その代わり
すごいスピードで
モノを運びます
ゴー
ゴー

補足

血は、血脈の中でしか機能しませんが、モノをたくさん乗せて動かすことができます。ルートによって異なりますが、約60秒で体を一周します。

水《すい》のめぐる場所

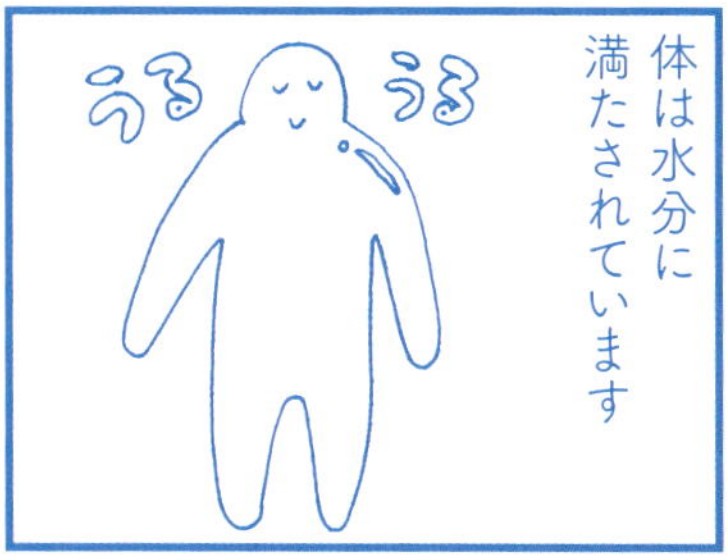
体は水分に満たされています
うるうる

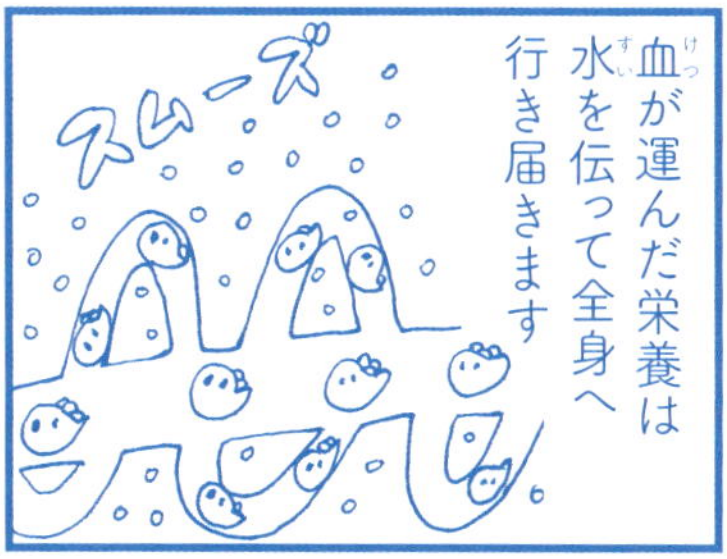
血《けつ》が運んだ栄養は水《すい》を伝って全身へ行き届きます
スムーズ

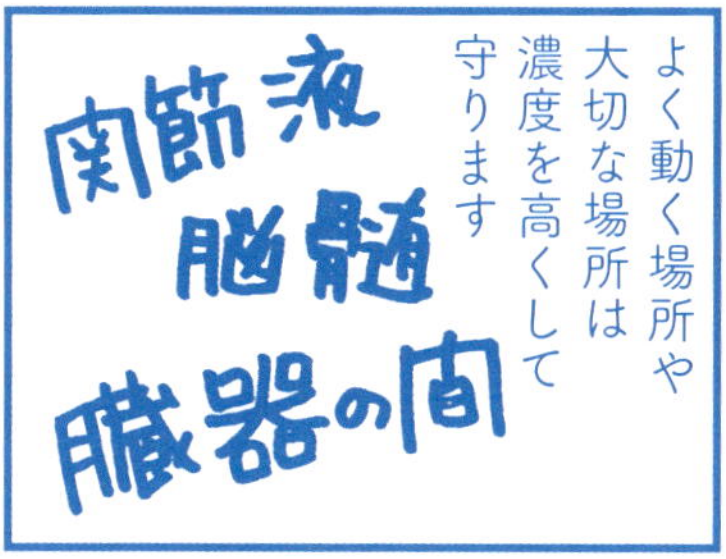
よく動く場所や大切な場所は濃度を高くして守ります
関節液
脳髄
臓器の間

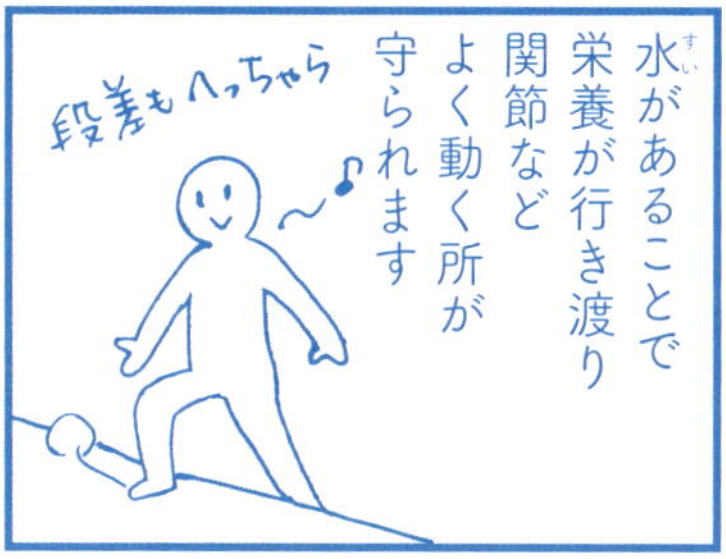
水《すい》があることで栄養が行き渡り関節などよく動く所が守られます
段差もへっちゃら

補足

水は体全体を満たしています。栄養や酸素は、水を介して血脈の外にある細胞へ届きます。体の中心部や外側などの場所に応じ、質を変えて体を守ります。

気のめぐる場所

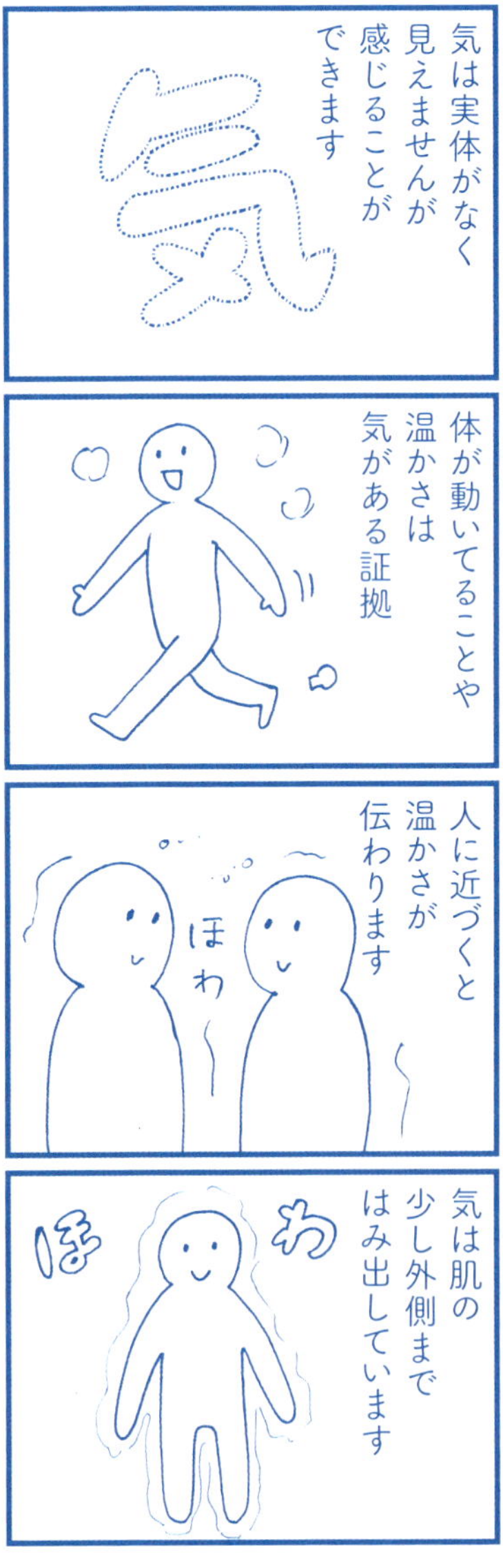
気は実体がなく
見えませんが
感じることが
できます
気
体が動いてることや
温かさは
気がある証拠
人に近づくと
温かさが
伝わります
ほわ
気は肌の
少し外側まで
はみ出しています
ほわ

補足

肉体は肌までですが、肌の外側で温もりを感じることができます。体の境目は意外とあいまいで、人と共有していることもあります。

column 2

季節の変わり目に体調が崩れやすいのは…

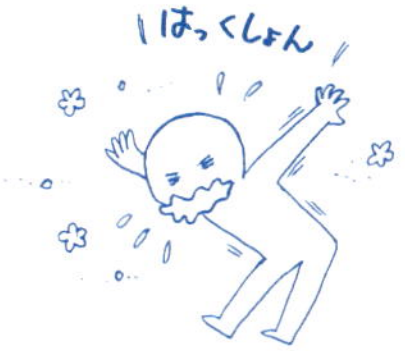

日本には春夏秋冬と季節があります。冬は寒く、春に暖かくなり、湿気の多い梅雨を経て、夏は暑くなり、秋は肌寒く、また冬になる。季節による気候の変化に合わせて、私達の体も変化しています。

寒い冬は、外に熱が逃げないよう家の窓を閉めるように、体も閉じています。暑い夏は、家の中を少しでも涼しくするよう窓を開けるように、体も開いています。春と秋はその間、徐々に閉じたり開いたりしながら、次の季節に体を合わせていきます（冷暖房による、屋外と屋内の急激な温度変化は、体にはよくありません）。その時、体に詰まりが起きやすくなり、気が滞ったり偏ったりします。緊張や運動不足などで体が硬くなっていると、季節の変化に体が対応しにくくなります。

咳やくしゃみ、発熱など、季節の変わり目に出る不調は、体からのSOSです。

体を動かして緊張を和らげることができれば、季節の変化にも楽に対応できるようになります。
体の声を聞き不調を減らしていきませんか？

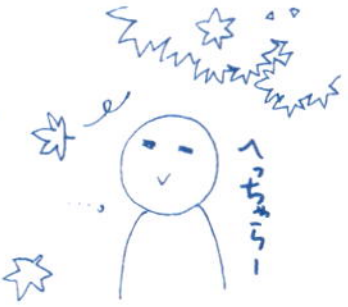

第3章

体調・体質・不調の見分け方

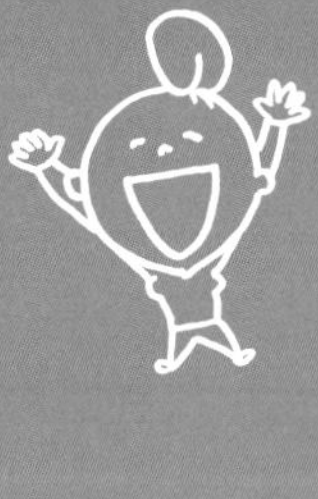

気・血《けつ》・水《すい》を作りめぐらせる五臓にはそれぞれ特徴があります。五行の特徴や特性を知り、体に現れる症状を知れば、体調や体質が見えてきます。自分の体質が分かれば、その時の自分に合った食事や生活リズムなど、健康法が見つけられるようになります。

体格や体質は人それぞれ

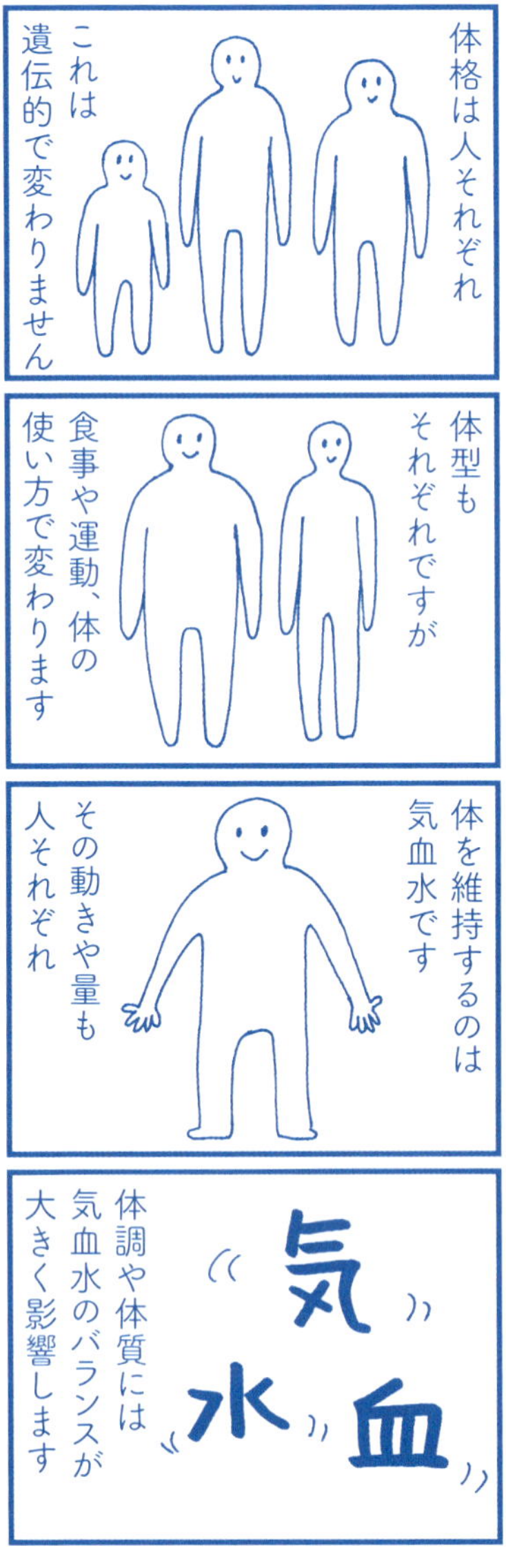
体格は人それぞれ
これは
遺伝的で変わりません
体型も
それぞれですが
食事や運動、体の
使い方で変わります
体を維持するのは
気血水です
その動きや量も
人それぞれ
気
血
水
体調や体質には
気血水のバランスが
大きく影響します

気血水の動きと関わり

気血水の影響

気血水の動きや量は体調や体質に影響します

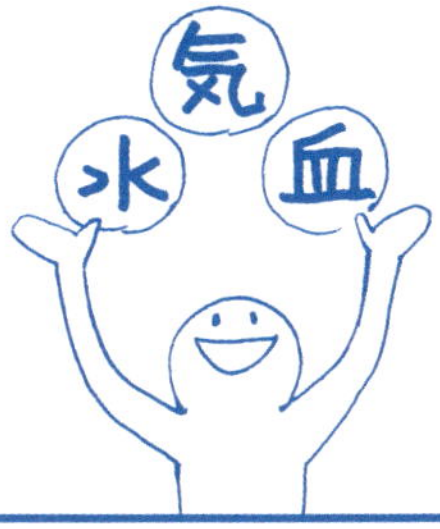

手足や内臓を動かし肌の調子などに影響する気

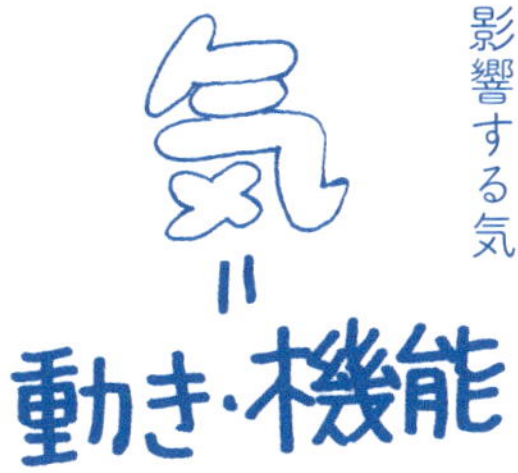

肌や臓器、体全体の維持に必要な栄養を運ぶ血

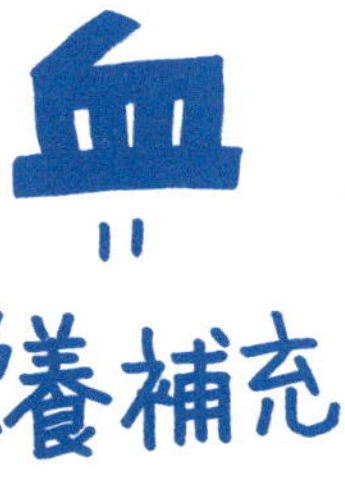

生活習慣病や成長・老化など全体に影響するのが水《すい》です

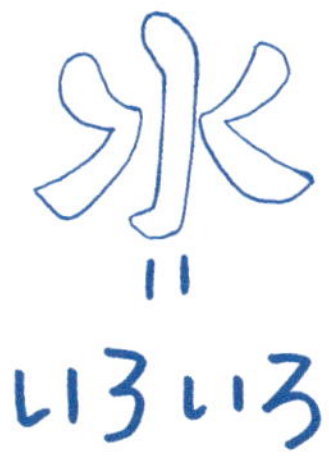

補足

気・血・水を作るのに五臓すべてが関わりますが、それぞれ関わり方が違います。自分の不調を観察し、足りないモノがわかると、健康法が見えてきます。

気の状態は動き

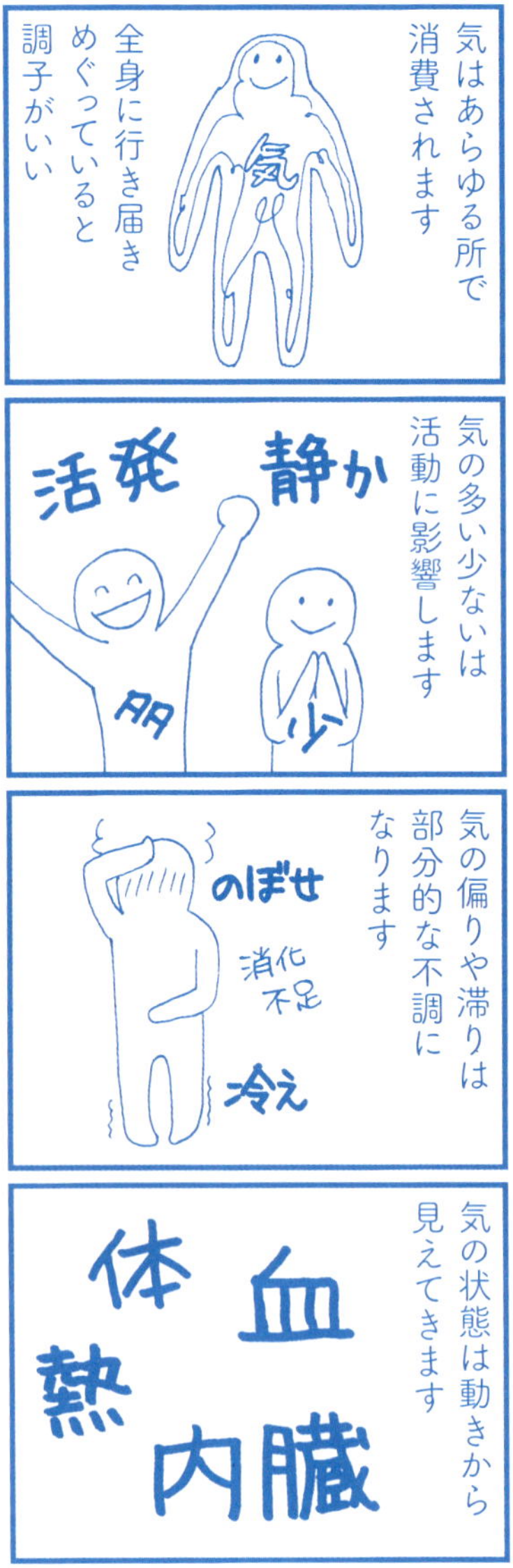
気はあらゆる所で消費されます
全身に行き届きめぐっていると調子がいい
気
気の多い少ないは活動に影響します
活発
静か
多
少
気の偏りや滞りは部分的な不調になります
のぼせ
消化不足
冷え
気の状態は動きから見えてきます
体
血
熱
内臓

補足

手足、胃腸、細胞も、動かすために気を使います。気が消費される場所で熱が生じ、気の偏りがあると、冷えのぼせなど上半身と下半身で熱が偏ったりします。

血《けつ》の状態は色を見る

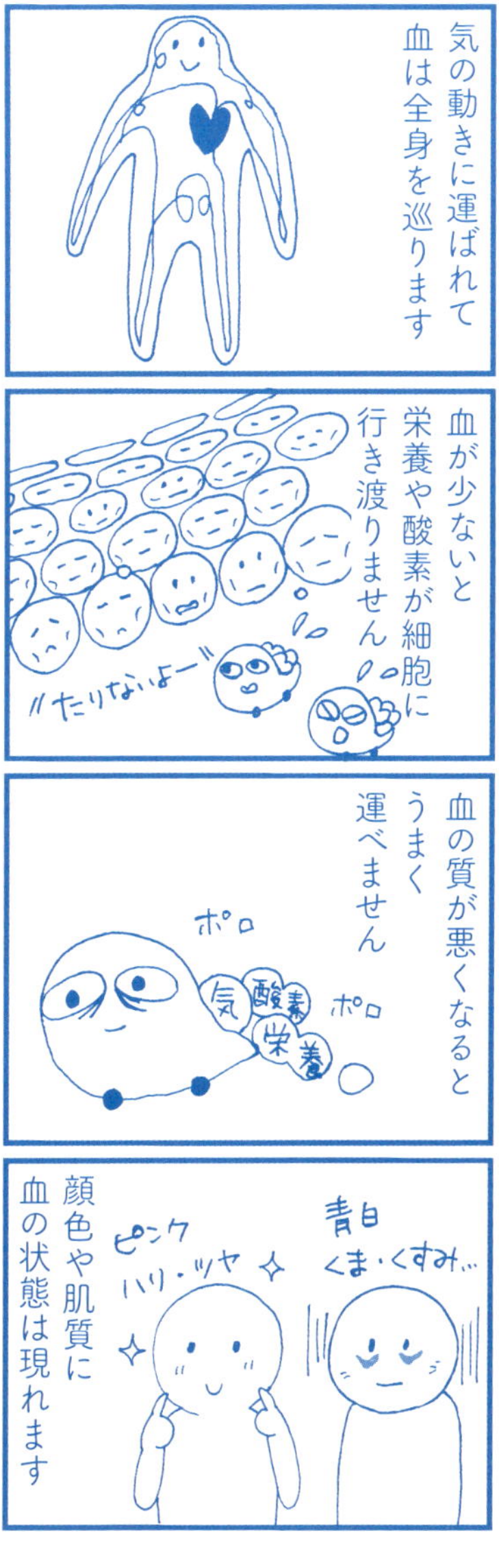
気の動きに運ばれて
血は全身を巡ります
血が少ないと
栄養や酸素が細胞に
行き渡りません
〃たりないよー
血の質が悪くなると
うまく
運べません
ポロ
気
酸素
栄養
ポロ
顔色や肌質に
血の状態は現れます
青白
くま・くすみ…
ピンク
ハリ・ツヤ

補足

血を作れているか。血が運ぶもの（栄養や酸素）の多い少ない。血を動かす気の調子。血の状態はいろんな要素で変わってきます。

水《すい》の状態は量を見る

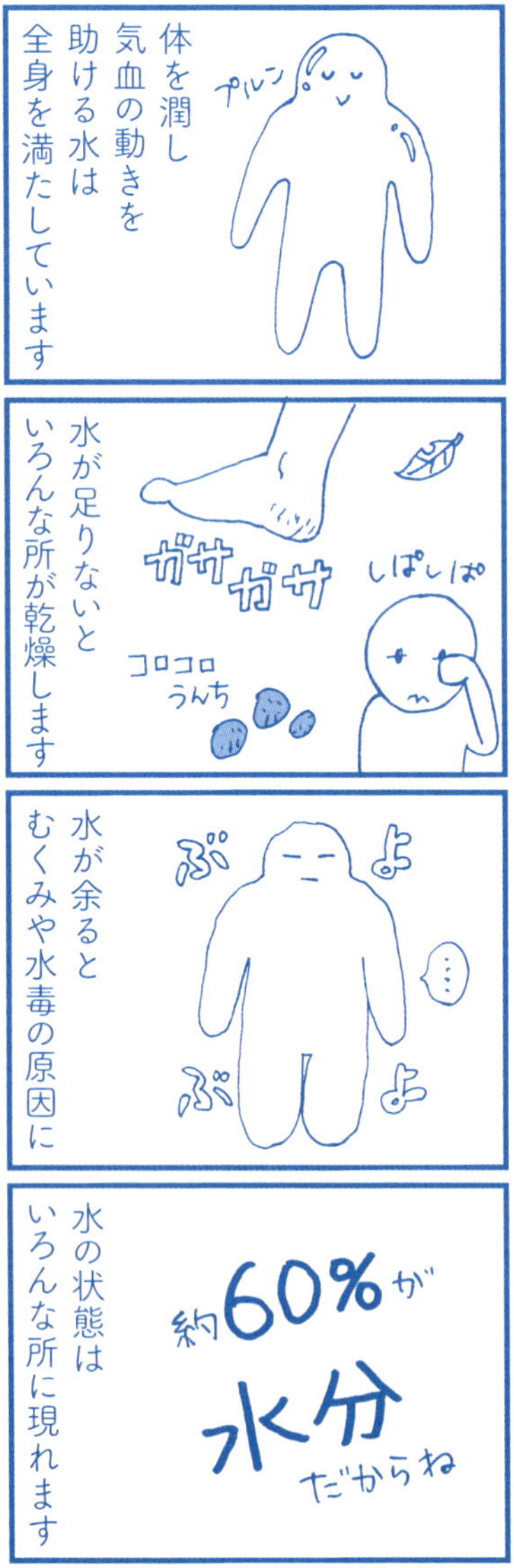
体を潤し
気血の動きを
助ける水は
全身を満たしています
プルン
水が足りないと
いろんな所が乾燥します
ガサガサ
しぱしぱ
コロコロ
うんち
水が余ると
むくみや水毒の原因に
ぶよ
ぶよ
……
水の状態は
いろんな所に現れます
約60%が
水分
だからね

補足

水や陰が少ないと、体が乾燥しやすくなり、精神面でも興奮を鎮めにくくなります。水が多くなりすぎると気の動きを邪魔して、めぐりを悪くします。

気血水の状態は体に現れる

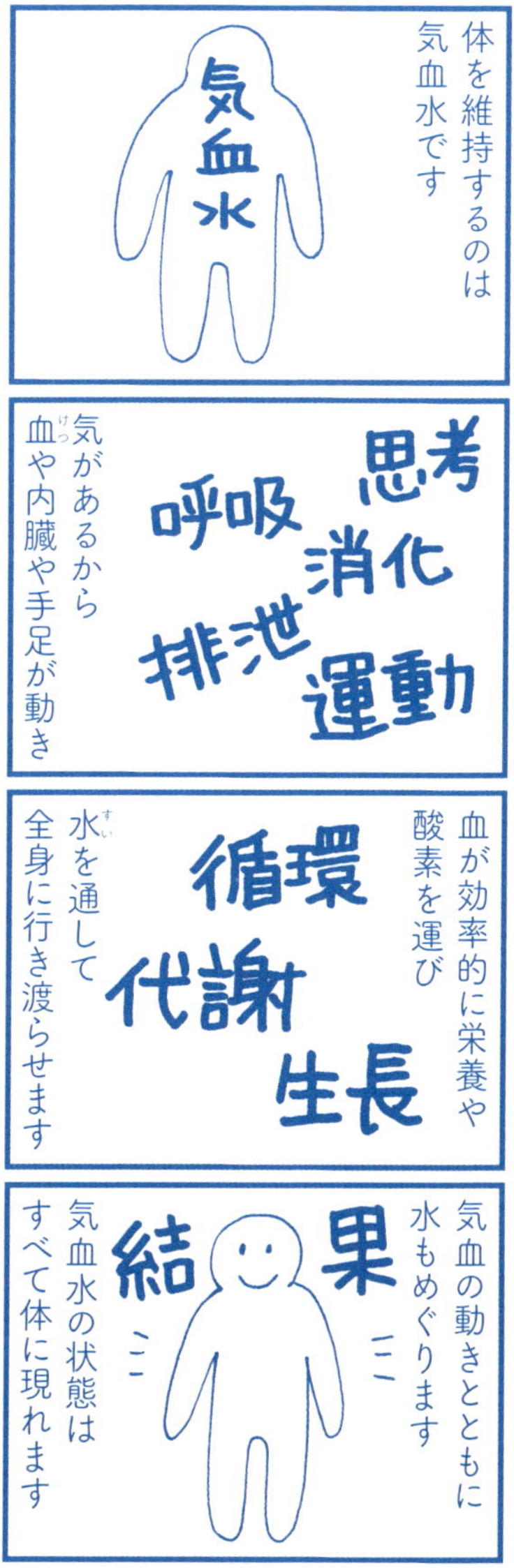
体を維持するのは
気血水です
気
血
水
思考
消化
呼吸
排泄
運動
気があるから
血《けつ》や内臓や手足が動き
血が効率的に栄養や
酸素を運び
循環
代謝
生長
水《すい》を通して
全身に行き渡らせます
気血の動きとともに
水もめぐります
結果
気血水の状態は
すべて体に現れます

補足

気血水それぞれが機能していると体は調子良く過ごせます。食事・生活・環境により、偏りが生まれると不調になります。不調の原因は人により違います。

体を見るコツ

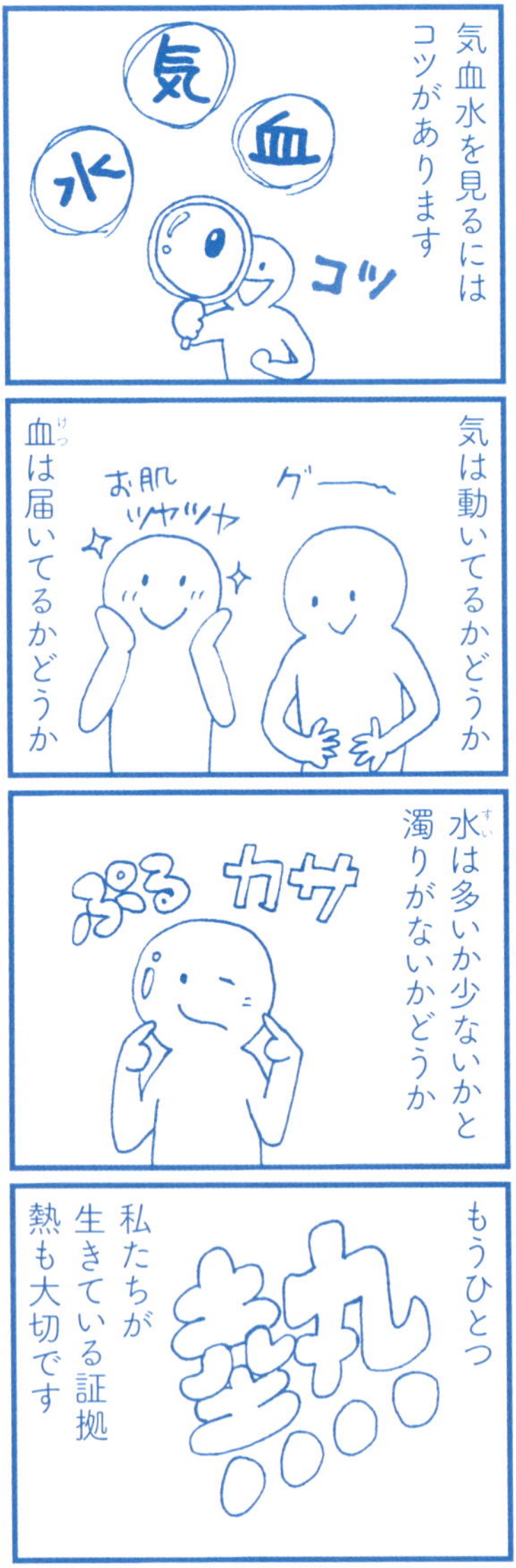
気血水を見るには
コツがあります
気
血
水
コツ
気は動いてるかどうか
血《けつ》は届いてるかどうか
グー
お肌
ツヤツヤ
水《すい》は多いか少ないかと
濁りがないかどうか
カサ
ぷる
もうひとつ
私たちが
生きている証拠
熱も大切です
熱

補足

気血が機能して体中に届いていれば、そこで熱が生まれ温かくなります。熱のある所は気血が届いている証拠。熱が高い所では気がたくさん消費されています。

体調の見分け方

気の過不足

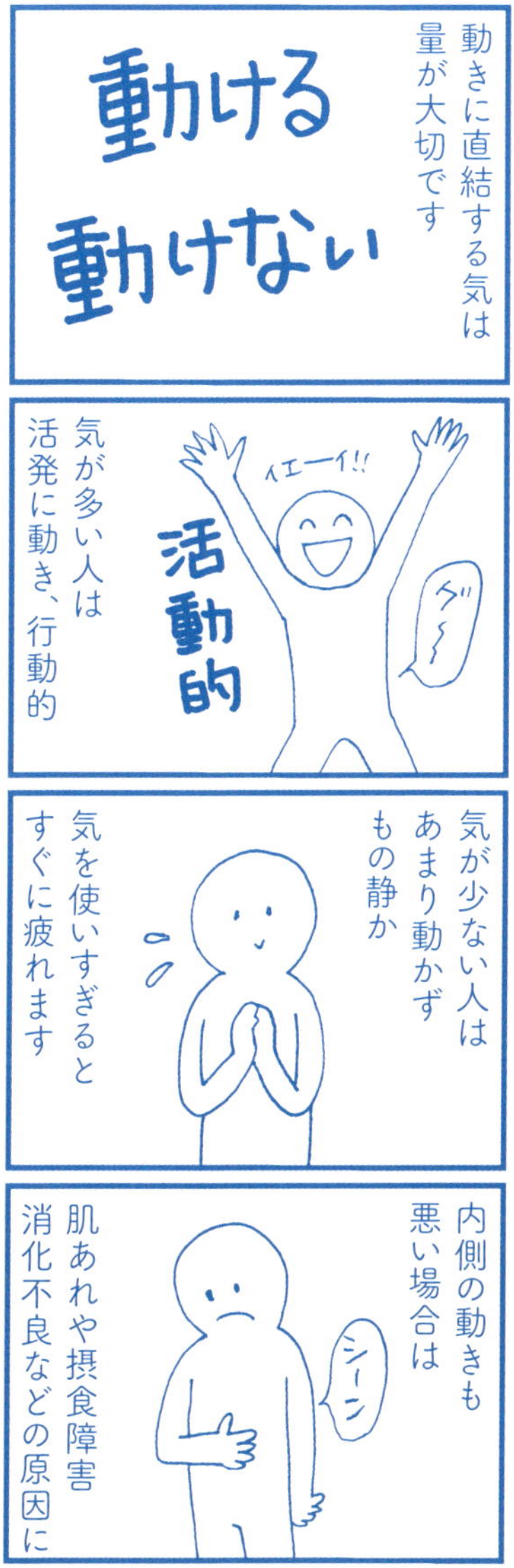

動きに直結する気は量が大切です
動ける
動けない
気が多い人は活発に動き、行動的
活動的
イエーイ!!
グ～
気が少ない人はあまり動かずもの静か
気を使いすぎるとすぐに疲れます
内側の動きも悪い場合は
肌あれや摂食障害消化不良などの原因に
シーン

補足

気は、病気やケガの修復にも使われます。発熱は気が機能している証拠、菌を倒すのに必要な症状です。気が少ないと抵抗できず治りにくいので長引くことも。

気の流れ

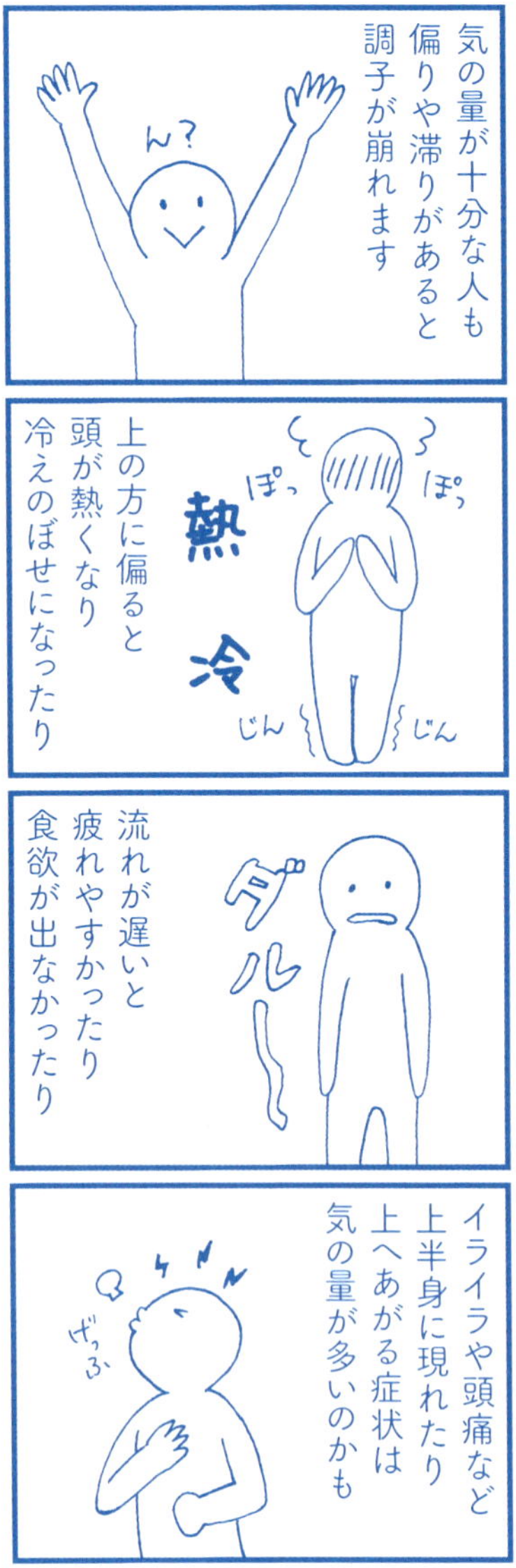
気の量が十分な人も
偏りや滞りがあると
調子が崩れます
ん？
上の方に偏ると
頭が熱くなり
冷えのぼせになったり
ぽっ
ぽっ
熱
冷
じん
じん
流れが遅いと
疲れやすかったり
食欲が出なかったり
ダル
イライラや頭痛など
上半身に現れたり
上へあがる症状は
気の量が多いのかも
げっぷ

補足

ストレスや感情の偏り・運動不足などが、気の流れを悪くします。階段を使うなどの運動や、玉葱、ピーマン、柑橘類などは気をめぐらせます。

熱が過ぎると

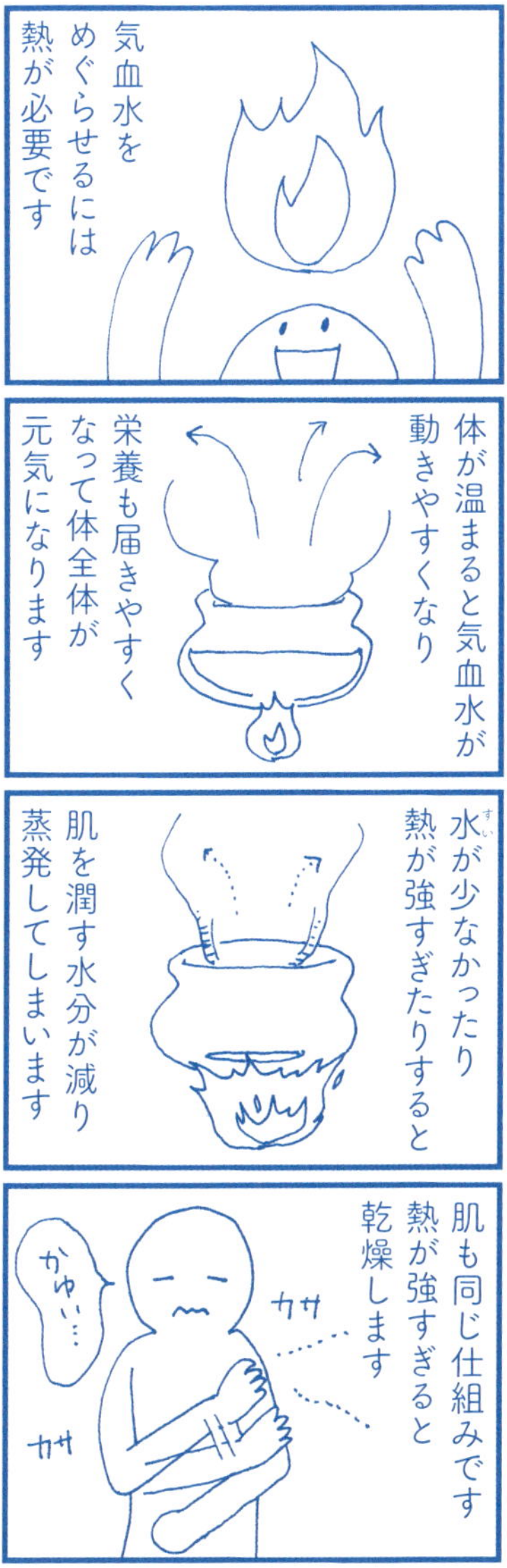

気血水を
めぐらせるには
熱が必要です
体が温まると気血水が
動きやすくなり
栄養も届きやすく
なって体全体が
元気になります
水《すい》が少なかったり
熱が強すぎたりすると
肌を潤す水分が減り
蒸発してしまいます
肌も同じ仕組みです
熱が強すぎると
乾燥します
カサ
かゆい…
カサ

補足

熱があり、水や陰が少ないと乾燥してきます。水がある場合は、余った水が熱で濃縮されて、鼻水・痰など分泌物が粘りっぽく黄色くなってきます。

血《けつ》は量と質

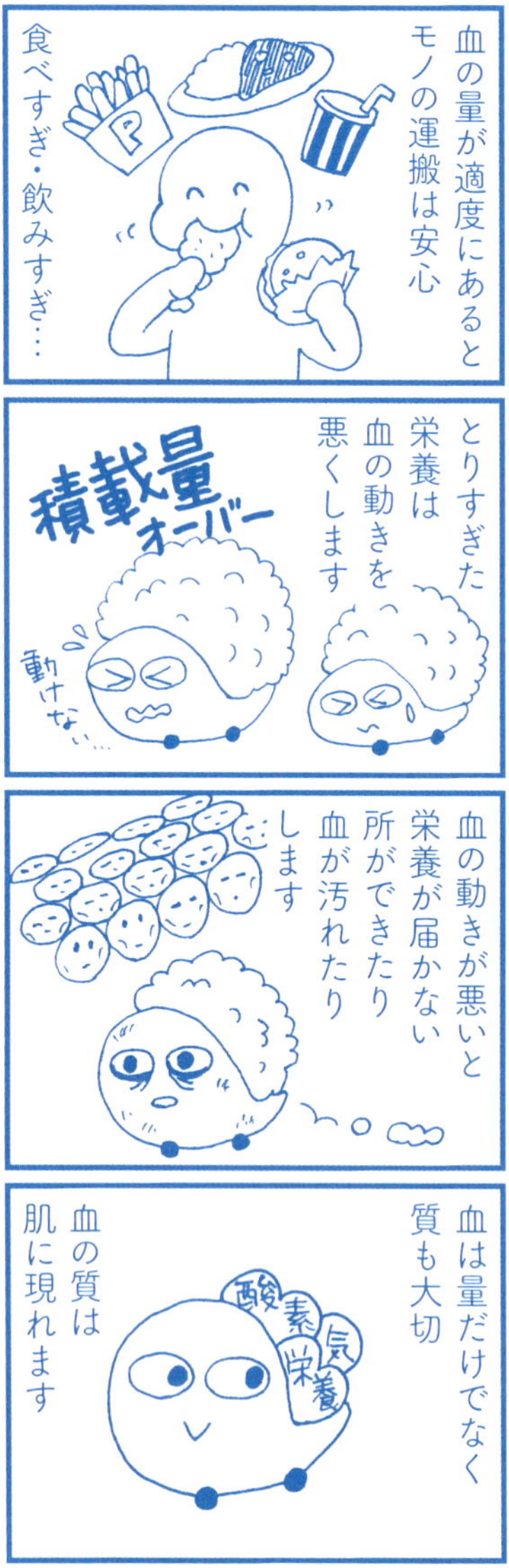
血の量が適度にあると
モノの運搬は安心
食べすぎ・飲みすぎ…
とりすぎた
栄養は
血の動きを
悪くします
積載量
オーバー
動けない…
血の動きが悪いと
栄養が届かない
所ができたり
血が汚れたり
します
血は量だけでなく
質も大切
血の質は
肌に現れます
酸素
気
栄養

補足

余った栄養や水分は血の動きを邪魔します。使い切れない栄養は、糖尿病・高血圧・脂質異常症など生活習慣病の原因にも。

血《けつ》の動きに必要なモノ

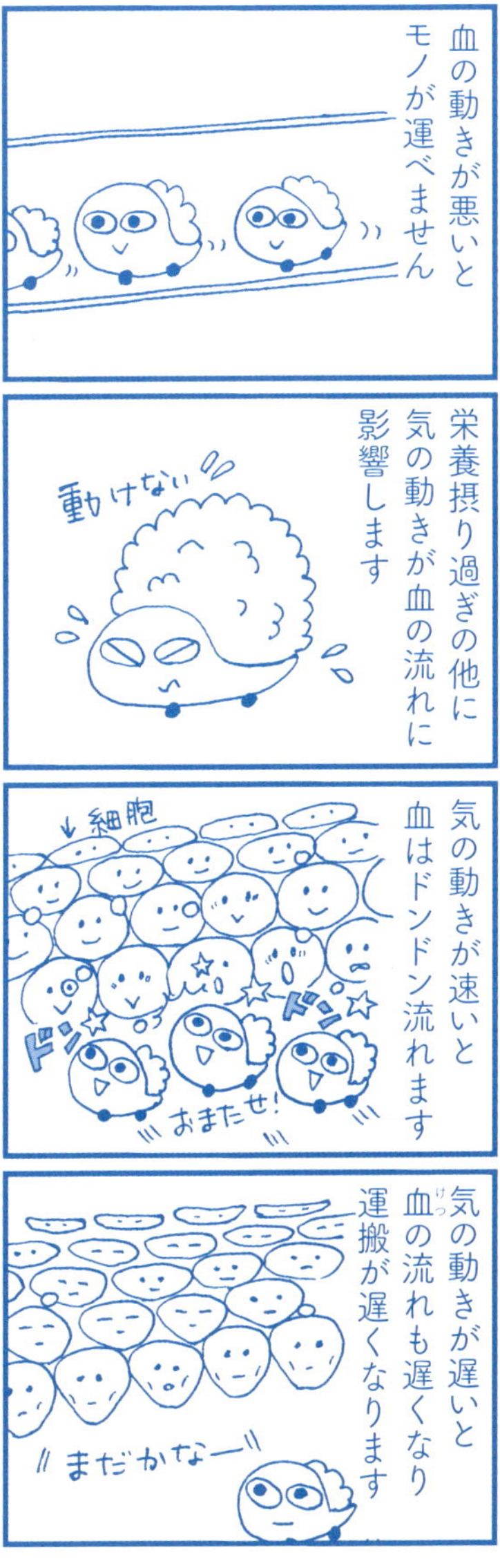
血の動きが悪いと
モノが運べません
栄養摂り過ぎの他に
気の動きが血の流れに
影響します
動けない
気の動きが速いと
血はドンドン流れます
細胞
ドン
ドン
おまたせ!
気の動きが遅いと
血《けつ》の流れも遅くなり
運搬が遅くなります
まだかなー

補足

血に栄養が多すぎると流れにくくなり、血の流れが速すぎると血管を傷つけます。適度な食事と運動が血を程よく動かします。

気と血《けつ》の協力

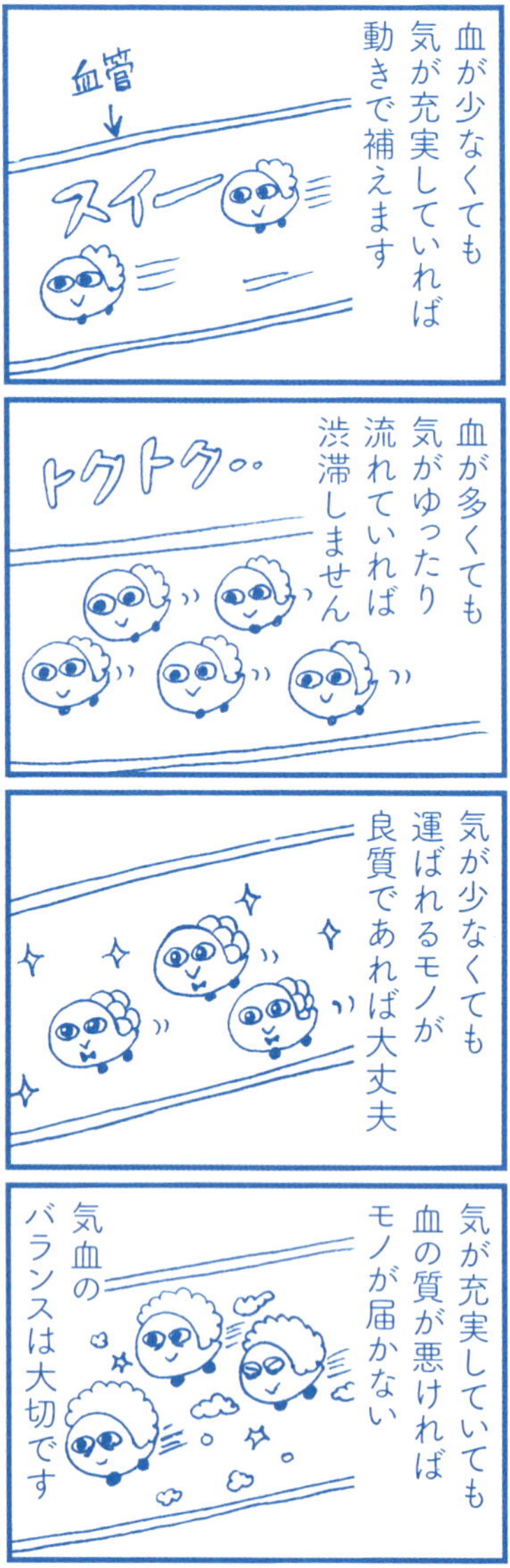
血が少なくても
気が充実していれば
動きで補えます
血管
スイー
血が多くても
気がゆったり
流れていれば
渋滞しません
トクトク。。
気が少なくても
運ばれるモノが
良質であれば大丈夫
気が充実していても
血の質が悪ければ
モノが届かない
気血の
バランスは大切です

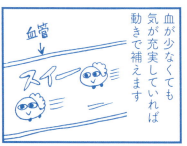

補足

気の多・少、血の質と多・少、気血の組み合わせで体質は変わります。食事や生活に気を配り、自分の体に合わせて気血のバランスを整えていきましょう。

水《すい》の機能

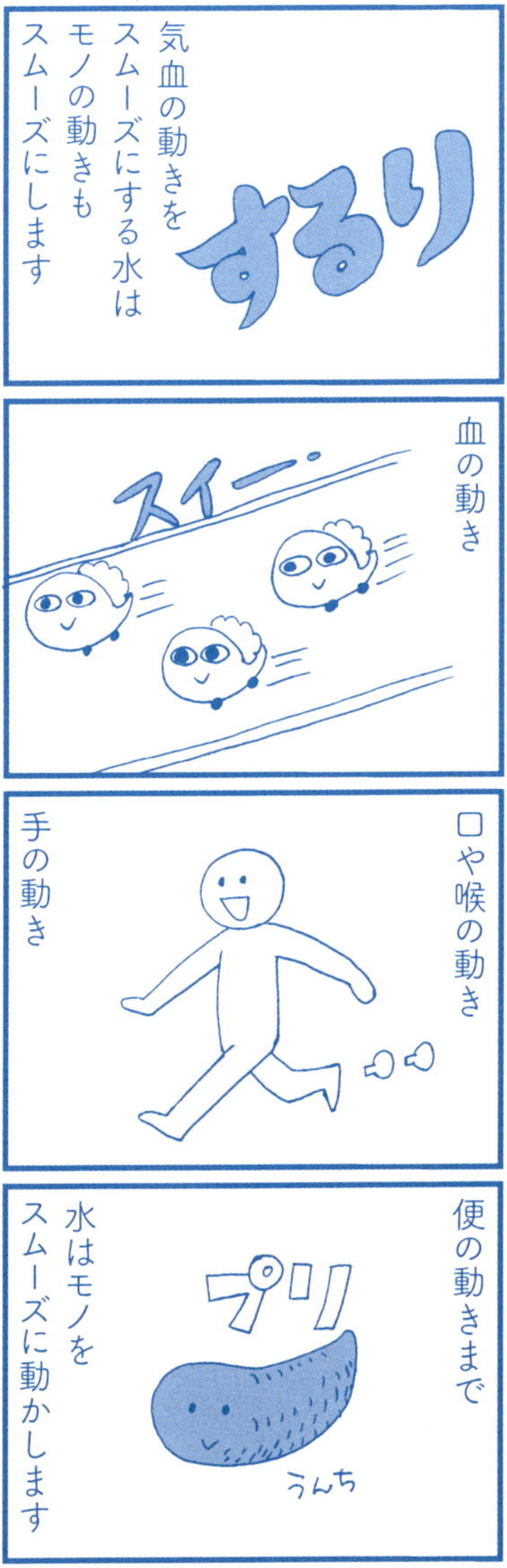
するり
気血の動きを
スムーズにする水は
モノの動きも
スムーズにします
血の動き
スイー
口や喉の動き
手の動き
便の動きまで
プリ
うんち
水はモノを
スムーズに動かします

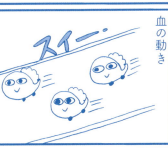

補足

水が足りないと乾燥などの症状が現れ、モノの動きが悪くなり、さらに熱が加わると皮膚にかゆみが出ることも。水は動きをよくにするとともに、熱を鎮める働きもあります。

水《すい》の過不足

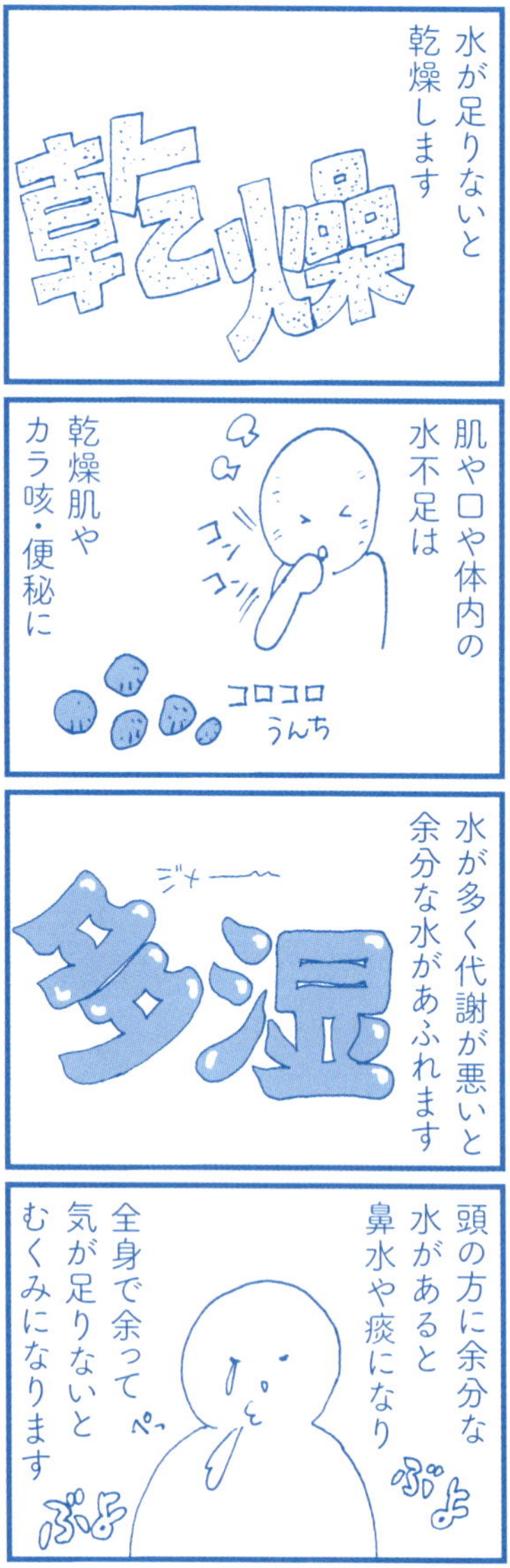
水が足りないと
乾燥します
乾燥
肌や口や体内の
水不足は
乾燥肌や
カラ咳・便秘に
コンコン
コロコロ
うんち
水が多く代謝が悪いと
余分な水があふれます
ジメーー
多湿
頭の方に余分な
水があると
鼻水や痰になり
全身で余って
気が足りないと
むくみになります
ぷよ
ぺっ
ぷよ

補足

アレルギーなどでたくさんの鼻水が出たりするのは、体にいらないモノを排出するために水を使うから。排出がうまくいかず、水の使いすぎで粘膜が乾燥することも。

水《すい》は濁る

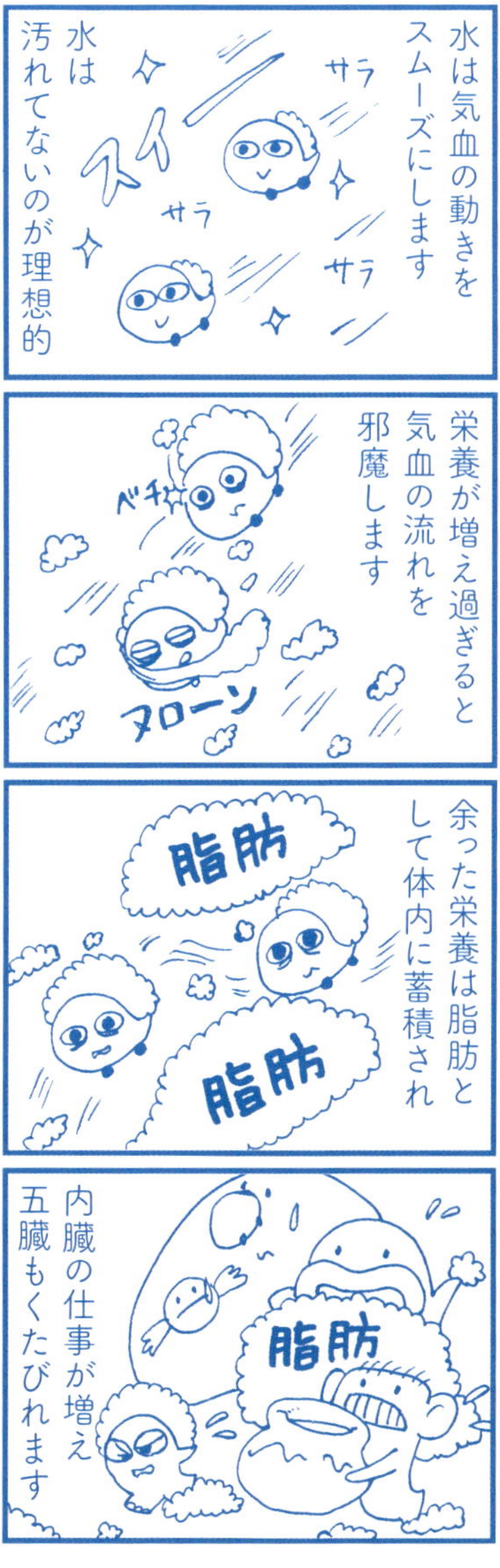
水は気血の動きをスムーズにします
サラ
スイー
サラ
サラ
水は汚れてないのが理想的
栄養が増え過ぎると気血の流れを邪魔します
ベチ
ヌローン
余った栄養は脂肪として体内に蓄積され
脂肪
脂肪
内臓の仕事が増え五臓もくたびれます
脂肪

補足

体に必要なモノも多すぎるとめぐりの邪魔をするようになります。寝不足などで内臓の補修ができない時も、水の浄化ができずに濁ってきます。

熱の存在

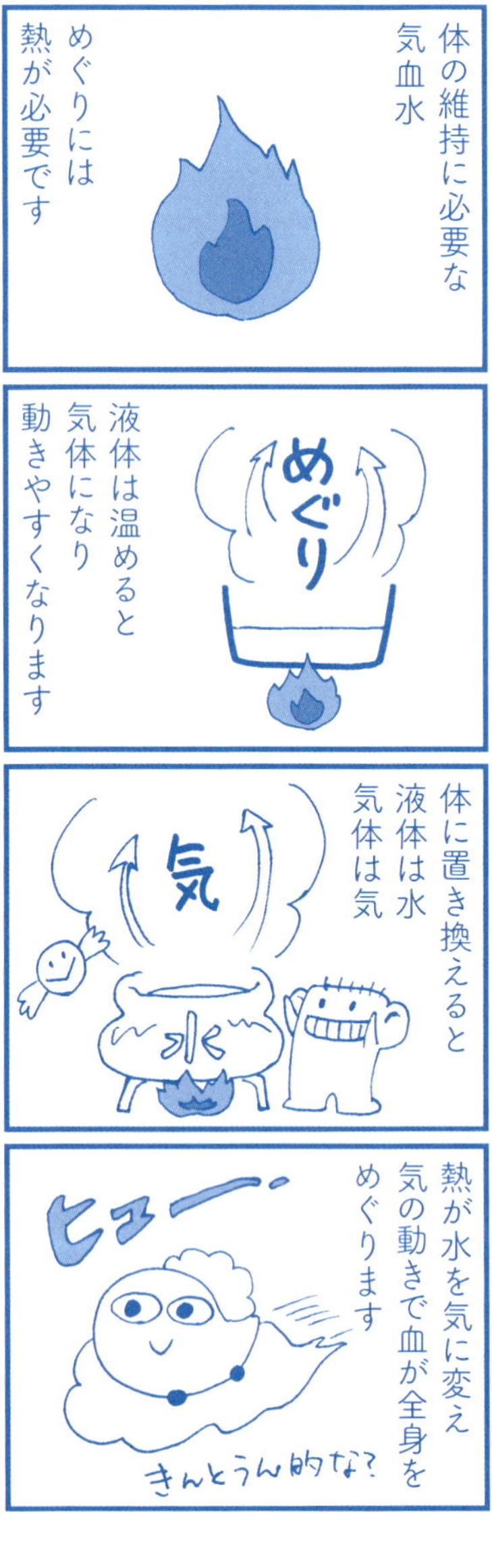
体の維持に必要な
気血水
めぐりには
熱が必要です
液体は温めると
気体になり
動きやすくなります
めぐり
体に置き換えると
液体は水
気体は気
気
水
熱が水を気に変え
気の動きで血が全身を
めぐります
ヒュー
きんとうん的な?

補足

熱は気の状態を見るのに役立ちます。気が上がり過ぎるとのぼせたり、下半身が冷えたりします。部分的に滞りがあるとお腹だけが冷えたりします。

気血が上がり過ぎると熱になる

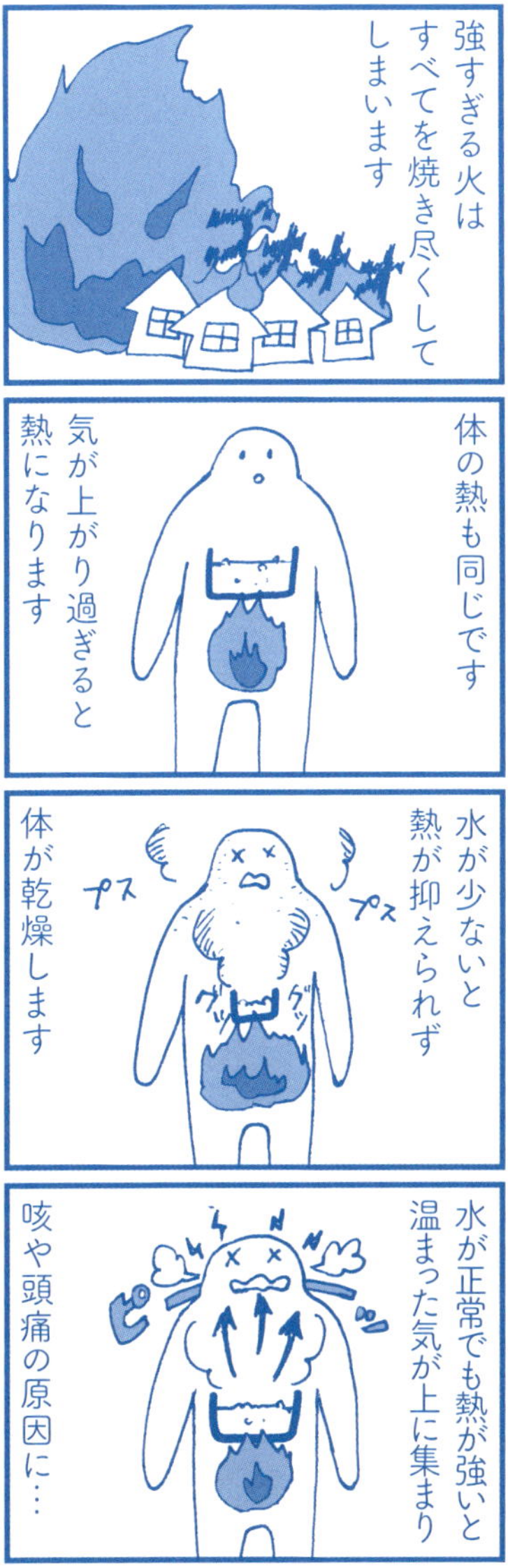
強すぎる火は
すべてを焼き尽くして
しまいます
体の熱も同じです
気が上がり過ぎると
熱になります
水が少ないと
熱が抑えられず
体が乾燥します
プス
プス
グッ
グッ
水が正常でも熱が強いと
温まった気が上に集まり
咳や頭痛の原因に…
ピー

補足

水が少なくなると、めまい・耳鳴りになります。興奮や考え過ぎが熱になり、夢を多く見たり、怒りっぽくなります。睡眠や休養が熱を鎮めてくれます。

熱が少ないと

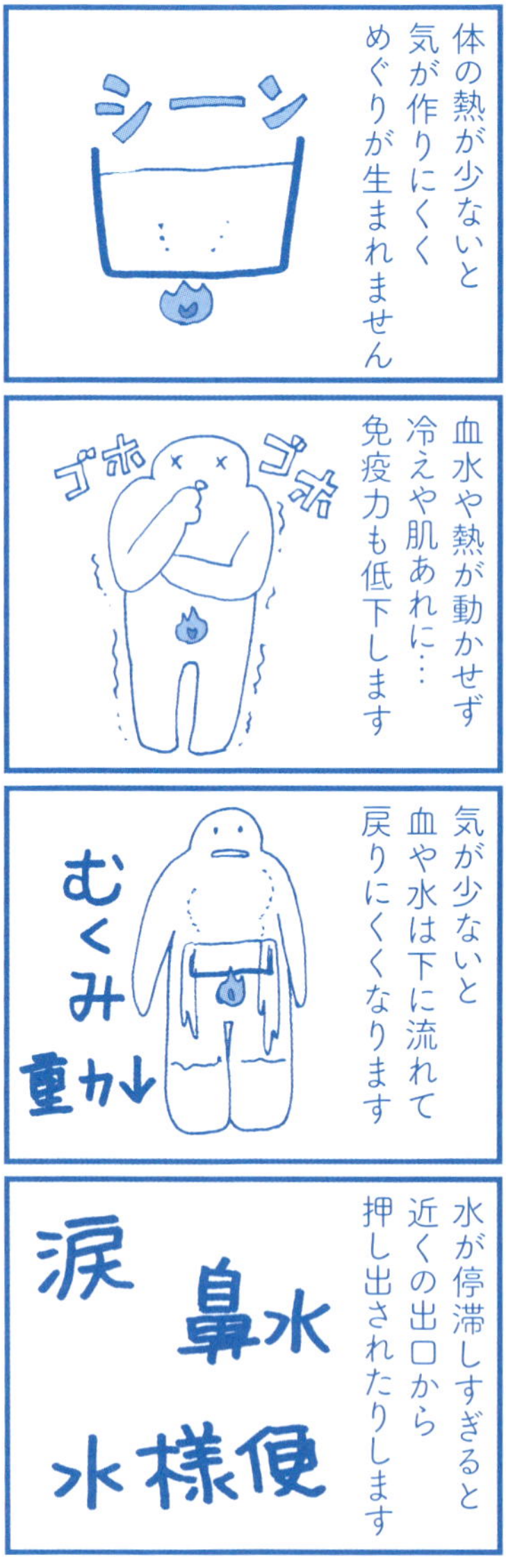
体の熱が少ないと
気が作りにくく
めぐりが生まれません
シーン
血水や熱が動かせず
冷えや肌あれに…
免疫力も低下します
ゴホゴホ
ゴホ
気が少ないと
血や水は下に流れて
戻りにくくなります
むくみ
重力↓
水が停滞しすぎると
近くの出口から
押し出されたりします
涙
鼻水
水様便

補足

むくみの原因は、水分のとりすぎ・滞り・排出不足などいろいろあります。ひざなど部分的にたまる水は、炎症を抑えるために必要なモノです。

体の陰陽

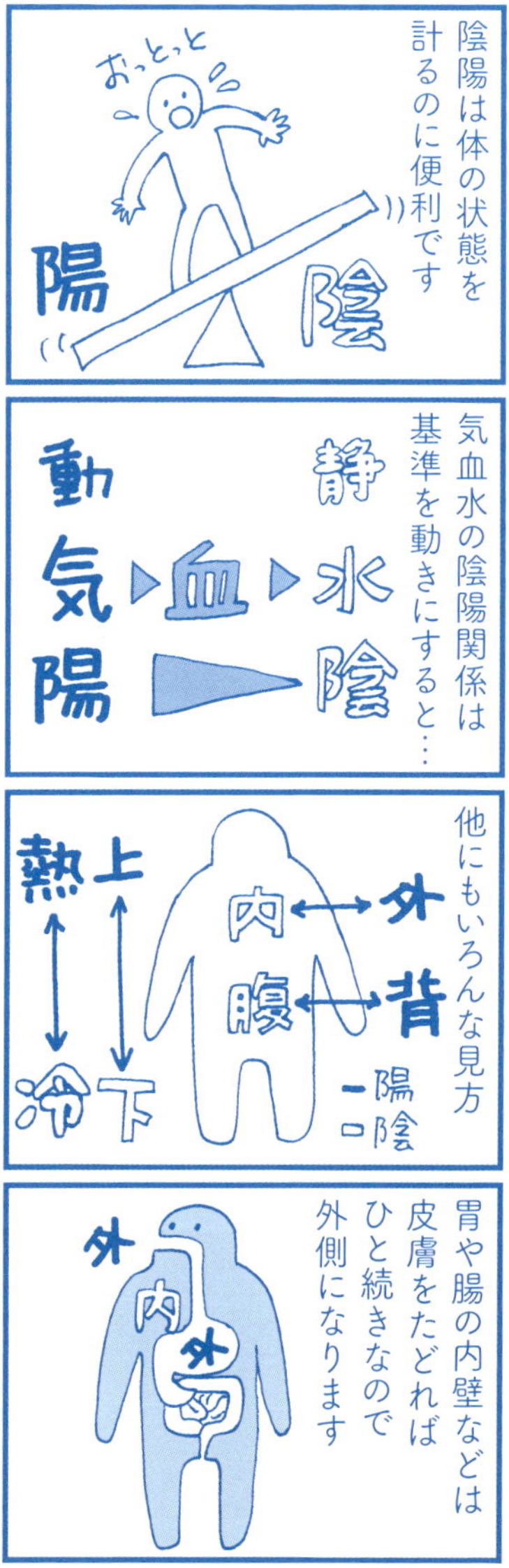
陰陽は体の状態を計るのに便利です
おっとっと
陽
陰
気血水の陰陽関係は基準を動きにすると…
静
動
気
血
水
陽
陰
他にもいろんな見方
熱
上
冷
下
内
外
腹
背
陽
陰
胃や腸の内壁などは皮膚をたどればひと続きなので外側になります
外
内
外

補足

腹・背は四つ這いになった時に太陽にあたる側の背中が陽になります。体調・体質は体に現れるいろんな陰陽を総合して見ていきます。

五臓の調子が体に影響

五臓の調子で症状は変わる

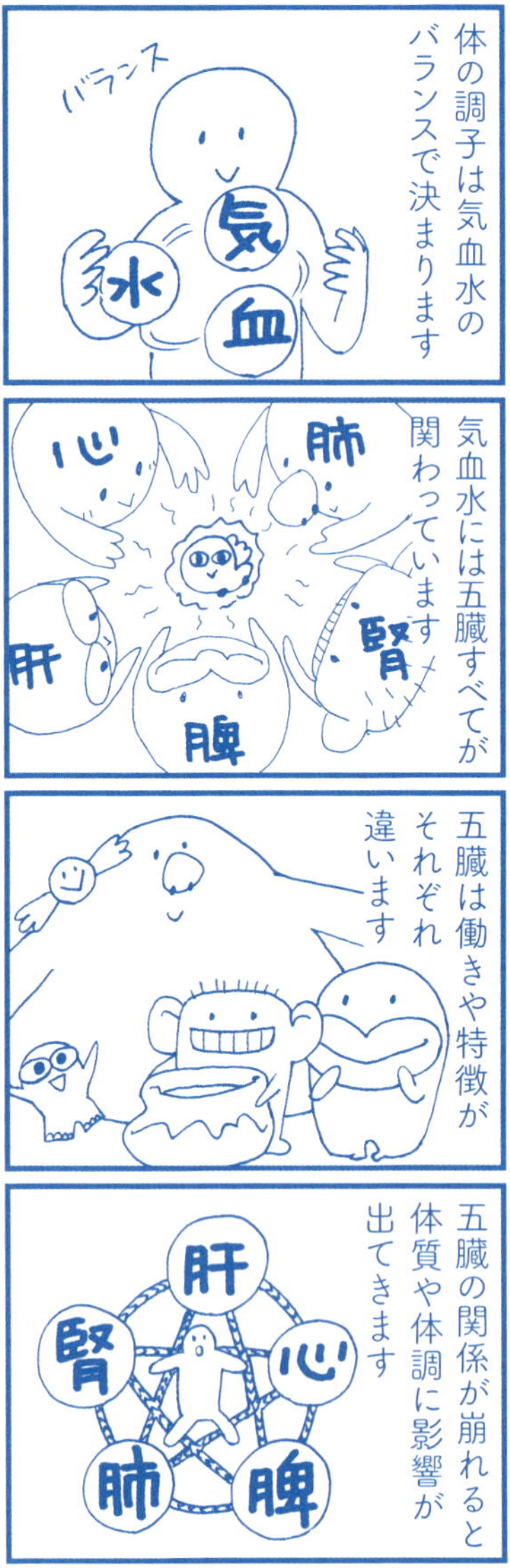
体の調子は気血水のバランスで決まります
バランス
気
水
血
気血水には五臓すべてが関わっています
心
肺
肝
腎
脾
五臓は働きや特徴がそれぞれ違います
五臓の関係が崩れると体質や体調に影響が出てきます
肝
腎
心
肺
脾

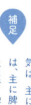

補足

気は、主に腎・脾・肺が作り、心・肝がめぐらせます。血は、主に脾・肺・腎が作り、心・肝がめぐらせます。水は、主に腎・脾が作り、肺・肝が動かします。

ゴーゴー（肝）の調子を崩すと

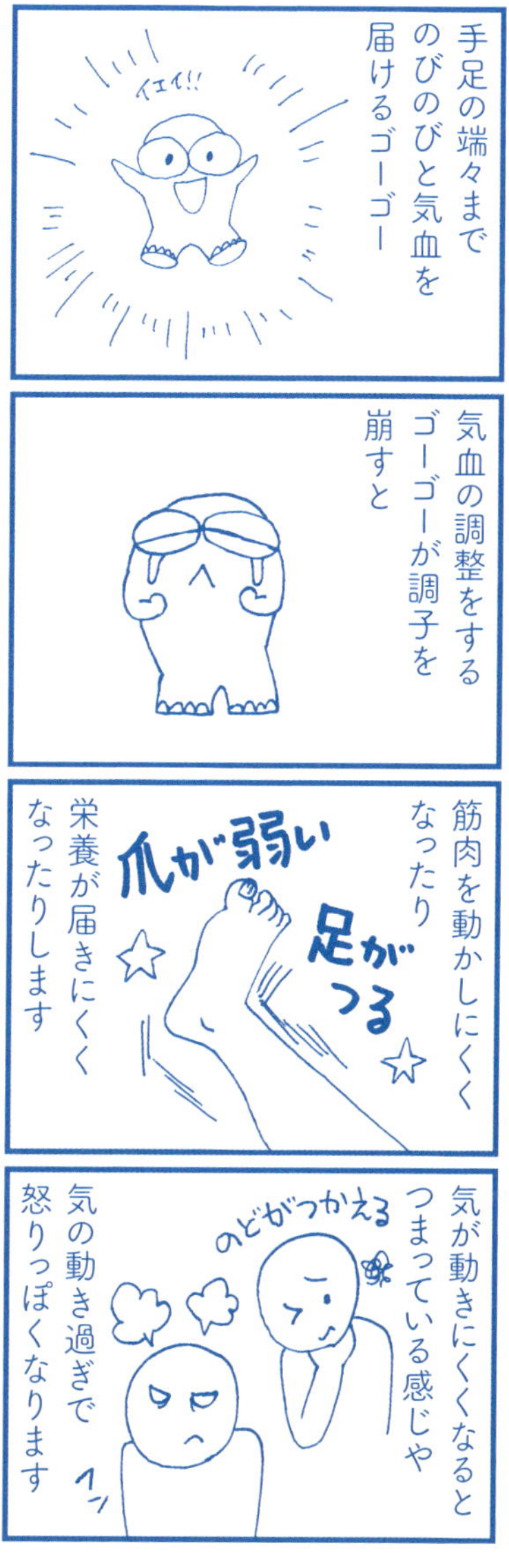
手足の端々までのびのびと気血を届けるゴーゴー
イエイ!!
気血の調整をするゴーゴーが調子を崩すと
筋肉を動かしにくくなったり
栄養が届きにくくなったりします
爪が弱い
足がつる
気が動きにくくなるとつまっている感じや
気の動き過ぎで怒りっぽくなります
のどがつかえる

補足

肝の働きが落ちると、栄養が届きにくくなり、末端がしびれたりします。動きが偏ると、部分的なハリ感や腫瘍・できものなど、固まりができやすくなります。

ホクホク（心）の調子を崩すと

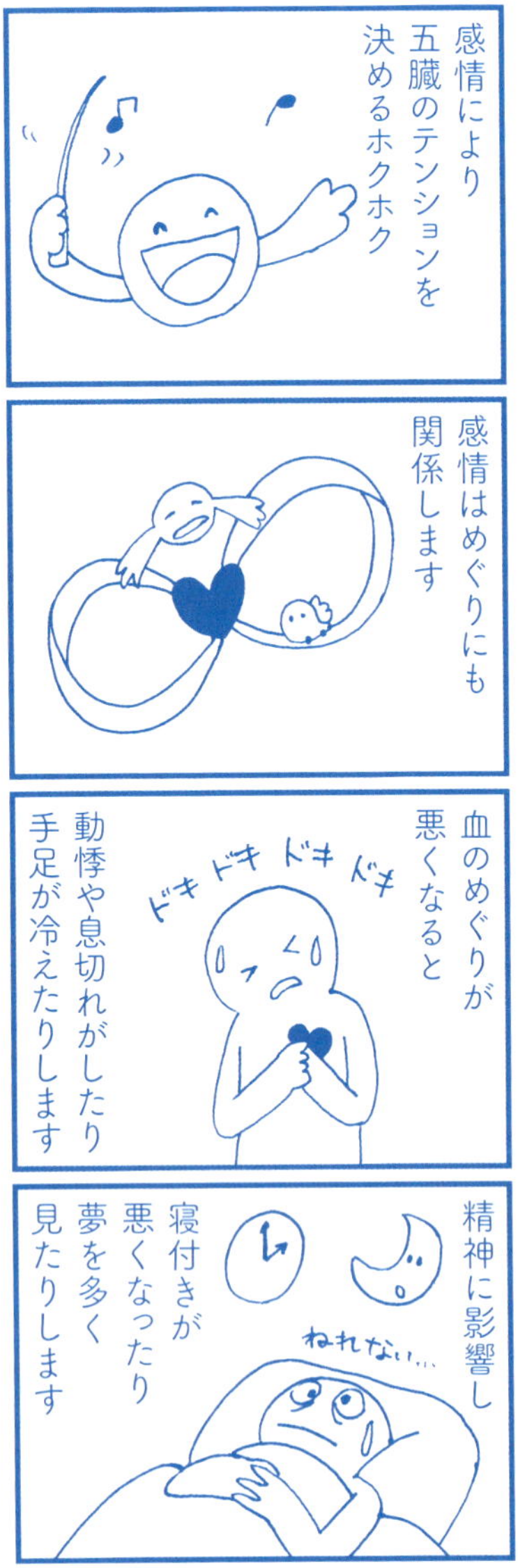
感情により
五臓のテンションを
決めるホクホク
感情はめぐりにも
関係します
血のめぐりが
悪くなると
ドキドキドキドキ
動悸や息切れがしたり
手足が冷えたりします
精神に影響し
寝付きが
悪くなったり
夢を多く
見たりします
ねれない…

補足

心の状態は、血のめぐりと精神の他にも、熱の症状にも現れます。のぼせ・ほてり・口の渇き・顔が赤くなるなどがあります。

もぐもぐ（脾《ひ》）の調子を崩すと

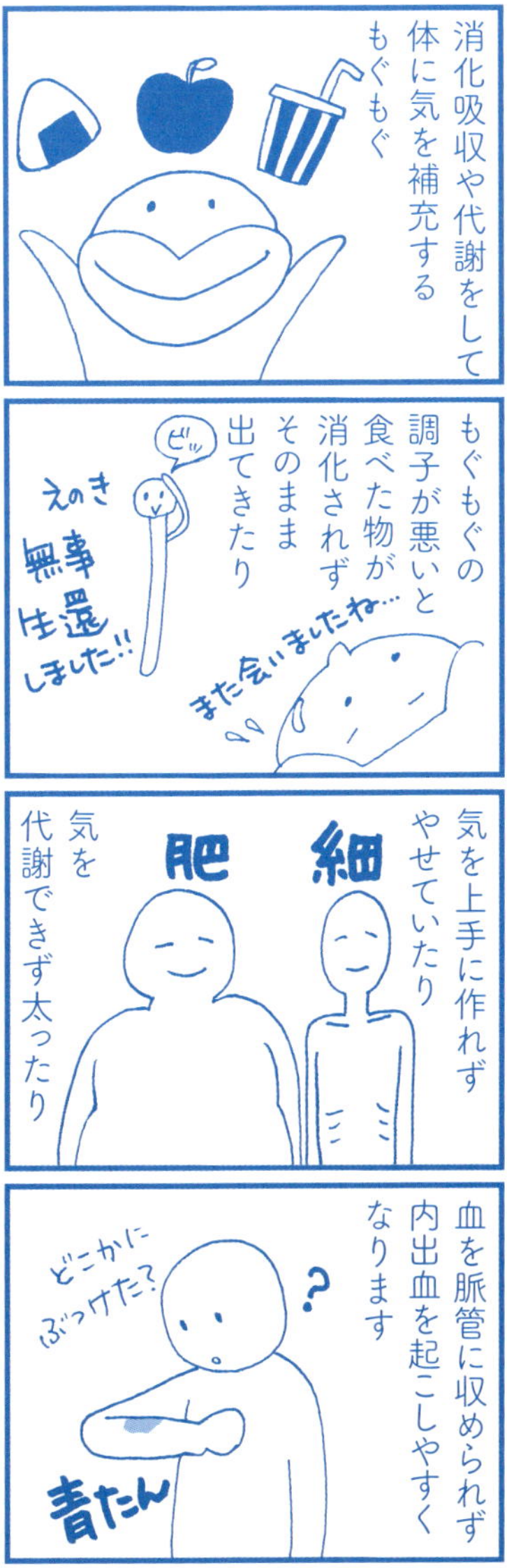
消化吸収や代謝をして
体に気を補充する
もぐもぐ
もぐもぐの
調子が悪いと
食べた物が
消化されず
そのまま
出てきたり
ピッ
えのき
無事
生還
しました!!
また会いましたね…
気を上手に作れず
やせていたり
細
肥
気を
代謝できず太ったり
血を脈管に収められず
内出血を起こしやすく
なります
？
どこかに
ぶつけた？
青たん

補足

消化・吸収・代謝に関わる脾の調子は、食欲や味覚、排泄物、体型に現れやすいです。体を営む気を作りにくいので、疲れやすくなったりします。

スーハー（肺）の調子を崩すと

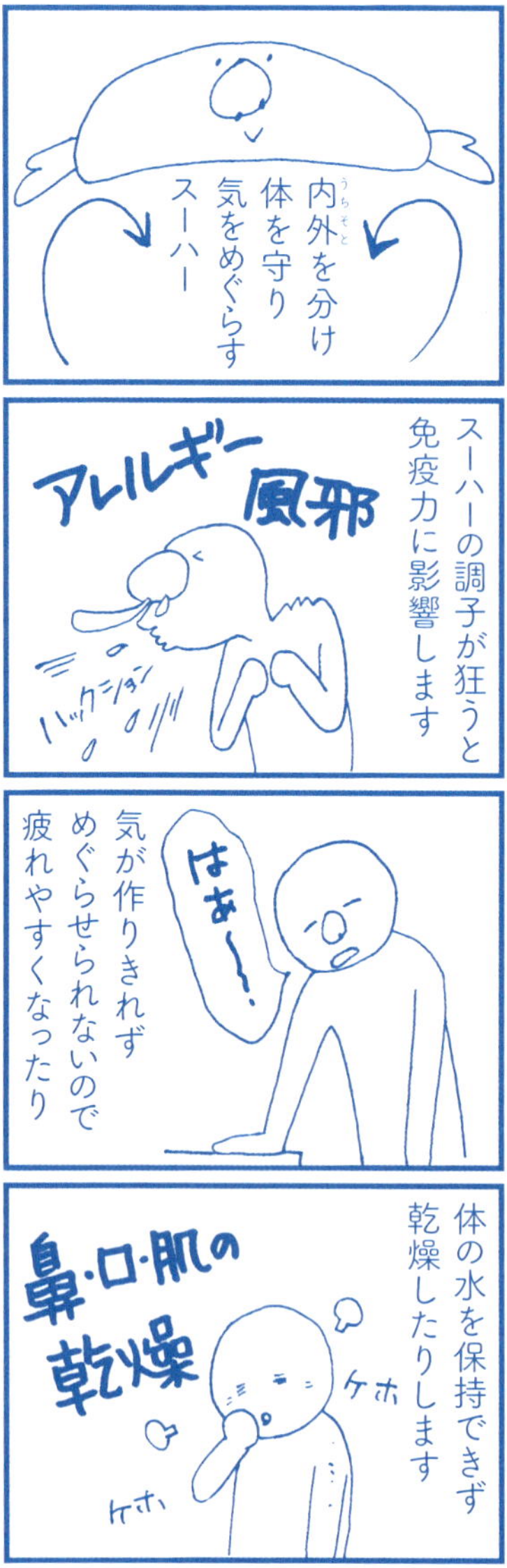
内外《うちそと》を分け
体を守り
気をめぐらす
スーハー
スーハーの調子が狂うと
免疫力に影響します
アレルギー
風邪
ハックション
気が作りきれず
めぐらせられないので
疲れやすくなったり
はぁ〜…
体の水を保持できず
乾燥したりします
鼻・口・肌の
乾燥
ケホ
ケホ

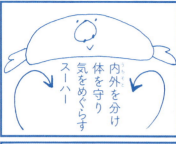

補足

肺の調子は、鼻や喉に出やすく、咳・鼻水・痰に現れます。水の量が少ないと粘膜が乾きます。水があり熱もあると体液に粘りが出てきます。

うむうむ（腎）の調子を崩すと

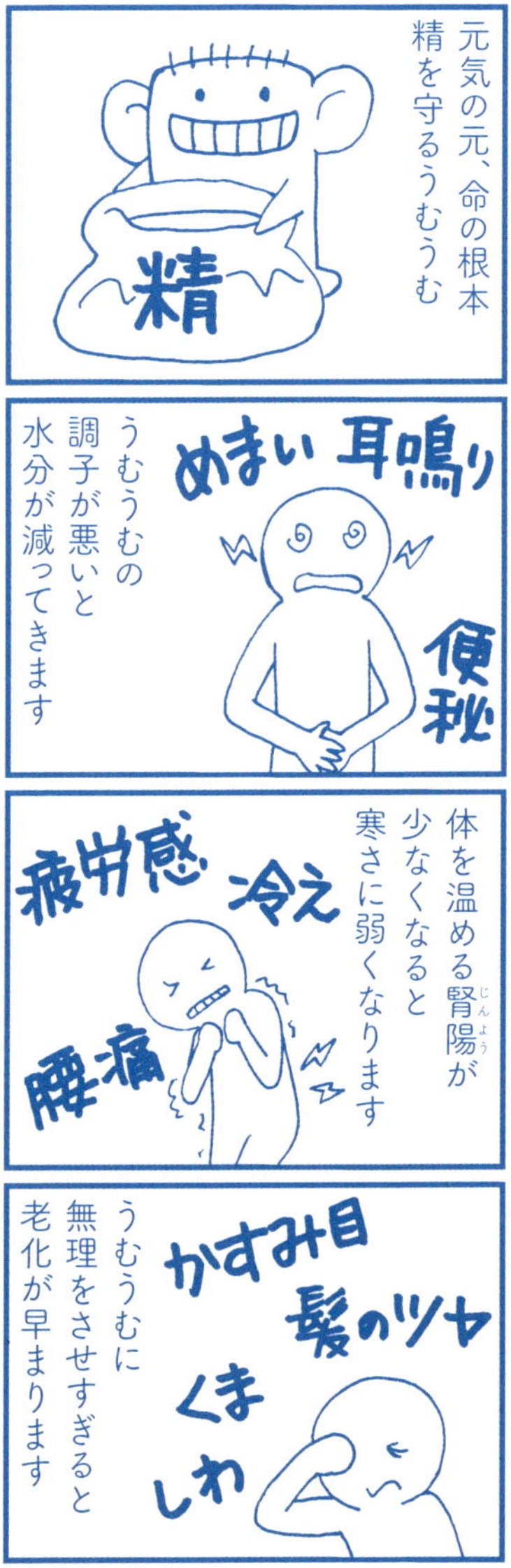

元気の元、命の根本
精を守るうむうむ
精
うむうむの
調子が悪いと
水分が減ってきます
めまい
耳鳴り
便秘
体を温める腎陽《じんよう》が
少なくなると
寒さに弱くなります
疲労感
冷え
腰痛
うむうむに
無理をさせすぎると
老化が早まります
かすみ目
髪のツヤ
くま
しわ

補足

腎にある水・腎陰が体を潤し、腎陽の熱が全身を温めます。めまい・耳鳴りなどの、乾きからくる症状を抑えるのも、水である腎陰があるから。

● 陰陽の分類

自然界に存在する陰陽

陽	天	熱	温	乾	燥	明	男	昼	日	清	動	南	春夏	動物
陰	地	涼	寒	湿	潤	暗	女	夜	月	濁	静	北	秋冬	植物

人体に関する陰陽

陽	気	血	気	火	腑	背	上	外	熱	散	太	実	表	軽	昇
陰	血	水	体	水	臓	腹	下	内	寒	集	細	虚	裏	重	降

土	金	水
脾	肺	腎
胃	大腸	膀胱
黄	白	黒
唇・口	鼻	耳・二陰
肌肉（体幹）	皮膚	骨
乳・唇	息・体毛	髪
土用	秋	冬
湿・飲食・労倦	寒・乾燥	湿・寒冷
座る	寝る	立つ
思・慮（考）	悲・憂	恐・驚
よだれ	鼻水	つば
香ばしい	魚臭（生臭）	腐れ臭い
しゃっくり	咳	震え・おののく
胸焼け・栄養障害	咳・冷え	あくび・慢性病
甘い	辛い	塩辛い
牛・なつめ あわ・あおい	馬・桃 米・葱	豚・栗 豆・もやし
いろいろ	獣肉	乳製品※4

陰陽と五行の特徴

私たちの周りにあるものは陰陽五行に分けることができます。
ひとつのものの中に、たくさんの特性があります。
基準を決めることで、体調や体質の根本的な原因が分かります。
ここでは自然に存在するもので、体に影響する陰陽と五行を紹介します。

●五行の特徴

性質	木	火
影響のある臓	肝	心・心包
影響のある腑※1	胆	小腸・三焦
関連する色	青	赤
病が表れやすい場所	目	舌
五臓から栄養を補充する器官	筋（手足）	血脈
精気を発する所	爪	体毛・顔色
関連する季節	春	夏
五臓が嫌う外気	風	暑・熱
過ぎると臓を弱らせる行動	歩く	見る
関連する感情	怒	喜・笑
関連する体液	涙	汗
病の時の独特な臭い	獣臭（脂臭い）	焦げ臭い
病の時の特徴的な動き	握る	云う・喋る
病の時に出やすい症状	多弁・痛み	暖気・熱症
病の時に好む味	酸っぱい	苦い
五臓の栄養になるもの	鶏・すもも 麦・ニラ	羊・杏・きび ラッキョウ
食べ過ぎで調子を崩すもの	魚介※2 塩辛い物※3	酸、発酵食品

※1 飲食物の通る所　※2 体内に熱を生む　※3 血を傷つける　※4 内から冷やす

環境は体調を左右する

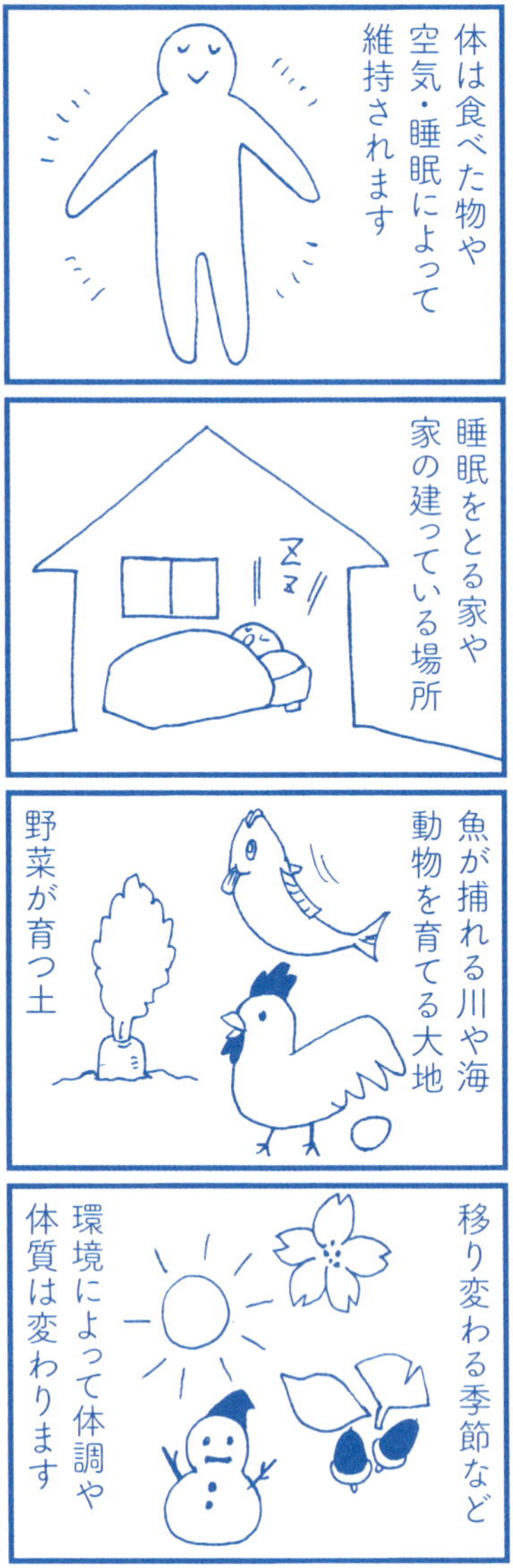
体は食べた物や
空気・睡眠によって
維持されます
睡眠をとる家や
家の建っている場所
魚が捕れる川や海
動物を育てる大地
野菜が育つ土
移り変わる季節など
環境によって体調や
体質は変わります

補足

寒い冬は熱が逃げないように体は閉じ、暑い夏には体を開き汗を出して熱を逃そうとします。必要以上の冷暖房は体の対応を妨げ、不調の原因になります。

感情も体調を左右する

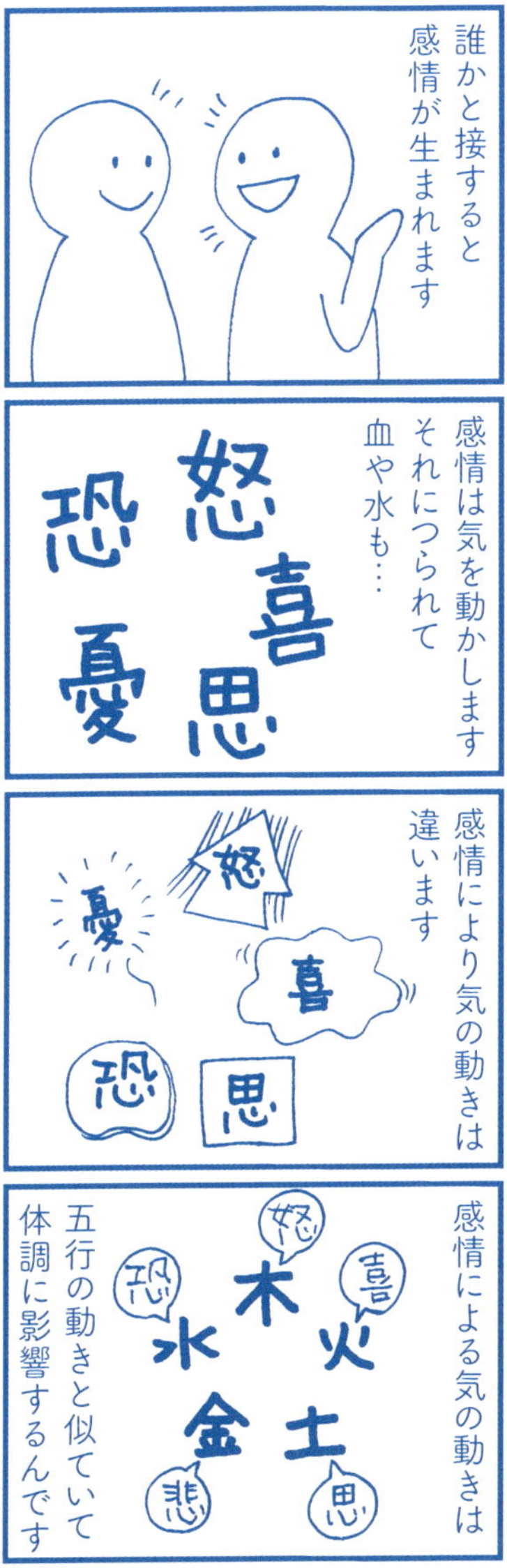
誰かと接すると
感情が生まれます
感情は気を動かします
それにつられて
血や水も…
怒
喜
思
恐
憂
感情により気の動きは
違います
怒
憂
喜
恐
思
感情による気の動きは
怒
喜
木
火
土
金
水
恐
悲
思
五行の動きと似ていて
体調に影響するんです

補足

感情が五臓の働きを応援したり抑制したりします。気の動きにも影響します。怒は上昇させ、喜は緩め、思・考は固め、憂・悲は無くし、恐れは重くします。

調子を整えよう

ゴーゴー（肝）の働き

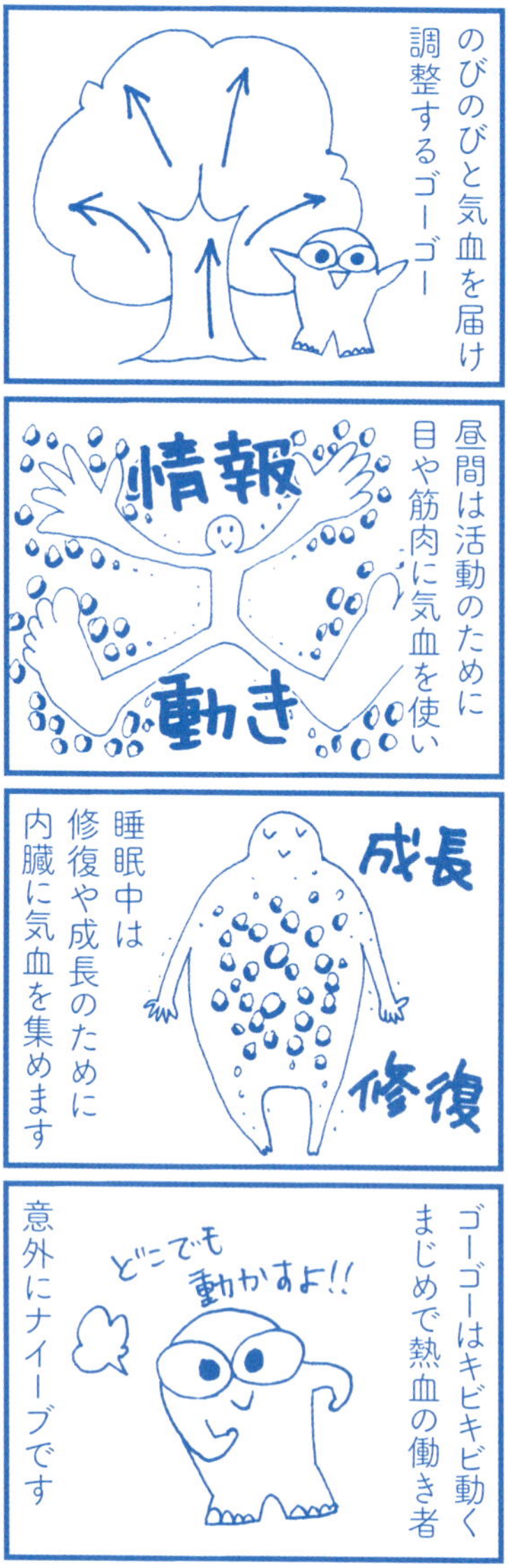
のびのびと気血を届け
調整するゴーゴー
昼間は活動のために
目や筋肉に気血を使い
情報
動き
睡眠中は
修復や成長のために
内臓に気血を集めます
成長
修復
ゴーゴーはキビキビ動く
まじめで熱血の働き者
意外にナイーブです
どこでも動かすよ!!

補足

肝の調子は、筋肉の動き、爪、目、色別、涙の多少（ドライアイ）、酸味の好き嫌い、怒り（我慢）などに現れ、食欲や睡眠欲など本能的な部分に影響します。

ゴーゴー（肝）を整えよう

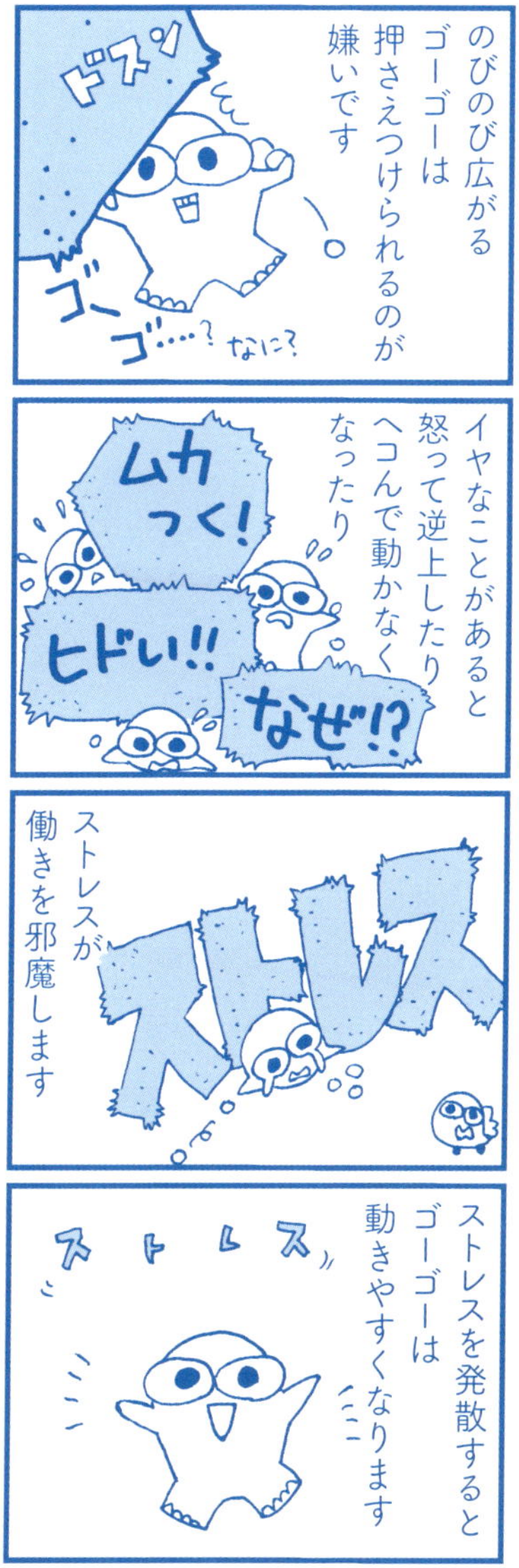

のびのび広がるゴーゴーは押さえつけられるのが嫌いです
ドスン
ゴーゴ…？なに？
イヤなことがあると怒って逆上したりへコんで動かなくなったり
ムカつく!
ヒドい!!
なぜ!?
ストレスが働きを邪魔します
ストレス
ストレスを発散するとゴーゴーは動きやすくなります
ストレス

補足

のびのびと自由に動き回るのが肝の本質です。ストレスや我慢を発散して気持ちを自由に楽しくすると、気血はめぐりやすくなります。

ホクホク（心）の働き

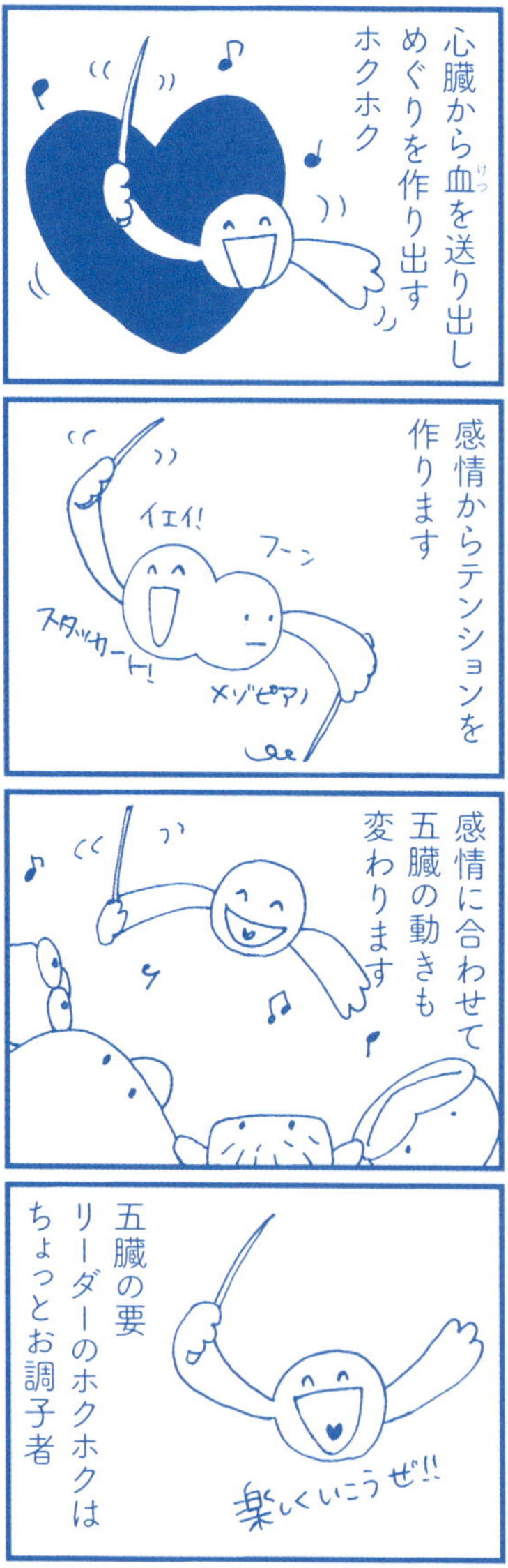
心臓から血《けつ》を送り出しめぐりを作り出すホクホク
感情からテンションを作ります
イエイ!
フーン
スタッカート!
メゾピアノ
感情に合わせて五臓の動きも変わります
五臓の要
リーダーのホクホクはちょっとお調子者
楽しくいこうぜ!!

補足

心の調子は、顔色、舌、話の内容、汗の量、熱、苦味の好き嫌い、臭覚、テンションなどに現れます。心は五臓の指令塔で精神状態など感情のすべてに影響します。

ホクホク（心）を整えよう

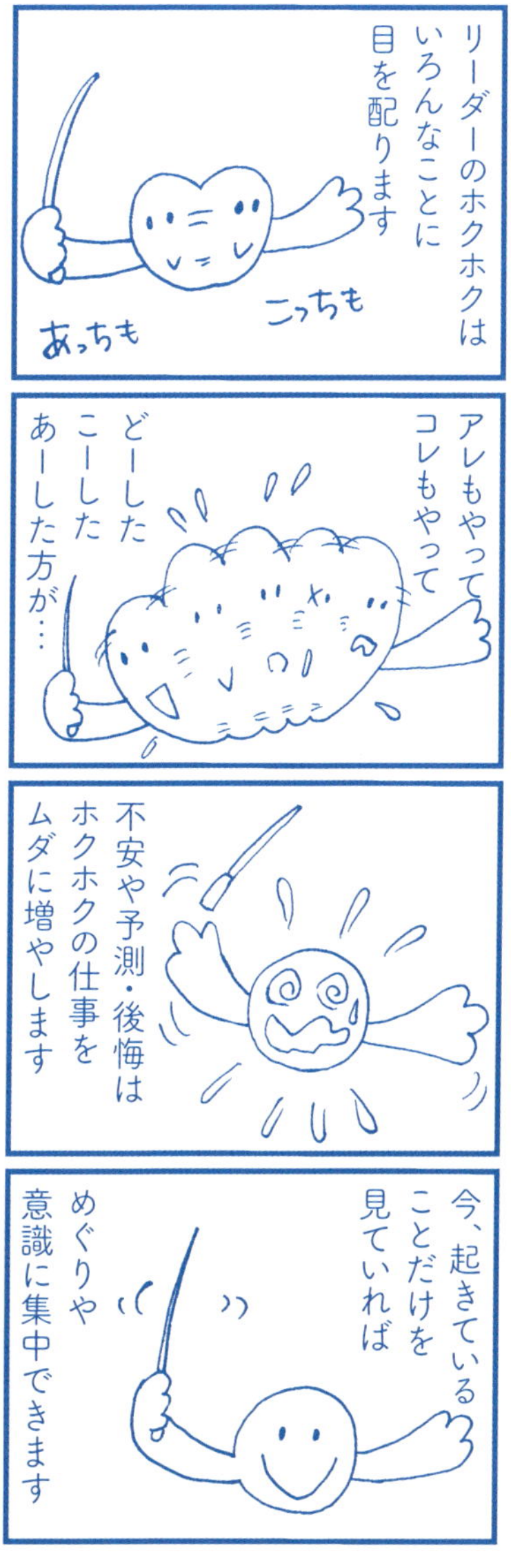

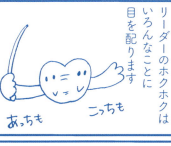

リーダーのホクホクは
いろんなことに
目を配ります
こっちも
あっちも
アレもやって
コレもやって
どーした
こーした
あーした方が…
不安や予測・後悔は
ホクホクの仕事を
ムダに増やします
今、起きている
ことだけを
見ていれば
めぐりや
意識に集中できます

補足

イキイキと楽しく過ごすのが心の本来の姿。将来や過去など、動かしようのないものに捕らわれず、頭を空っぽにして何も考えない時間を持ちましょう。

もぐもぐ（脾）の働き

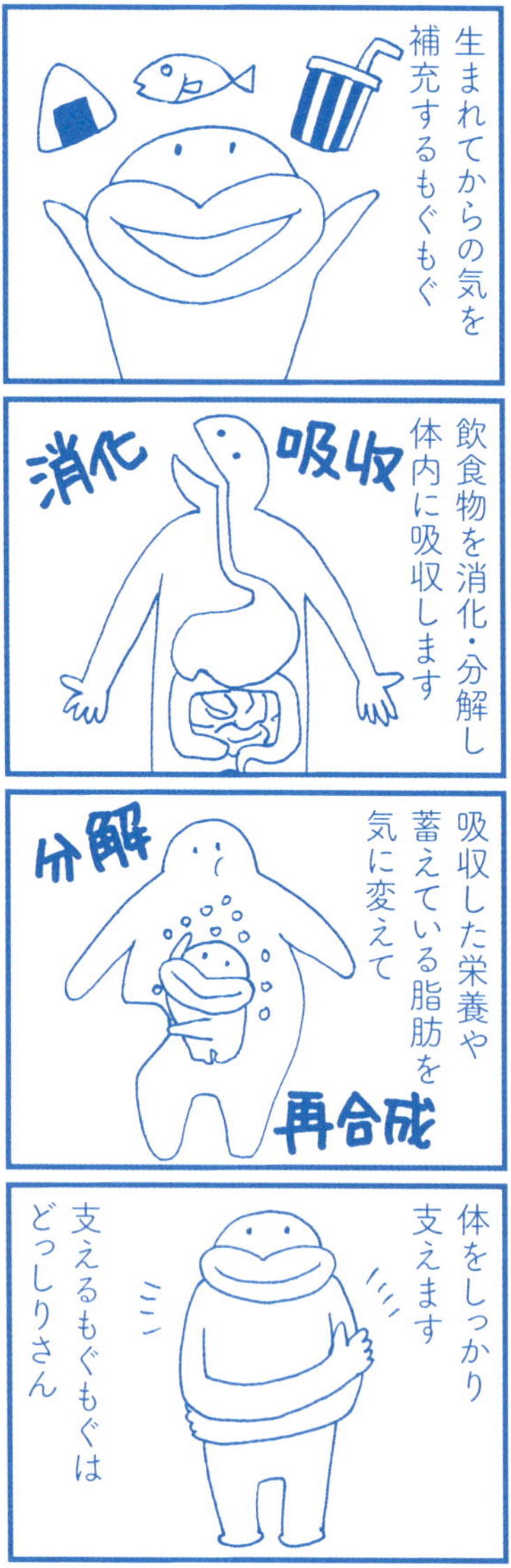
生まれてからの気を
補充するもぐもぐ
飲食物を消化・分解し
体内に吸収します
吸収
消化
吸収した栄養や
蓄えている脂肪を
気に変えて
分解
再合成
体をしっかり
支えます
支えるもぐもぐは
どっしりさん

補足

脾の調子は、唇、体型（肉付き）、よだれの多少、甘味の好き嫌い、味覚などに現れ、理性的にあれこれ考えをめぐらせます。

もぐもぐ（脾）を整えよう

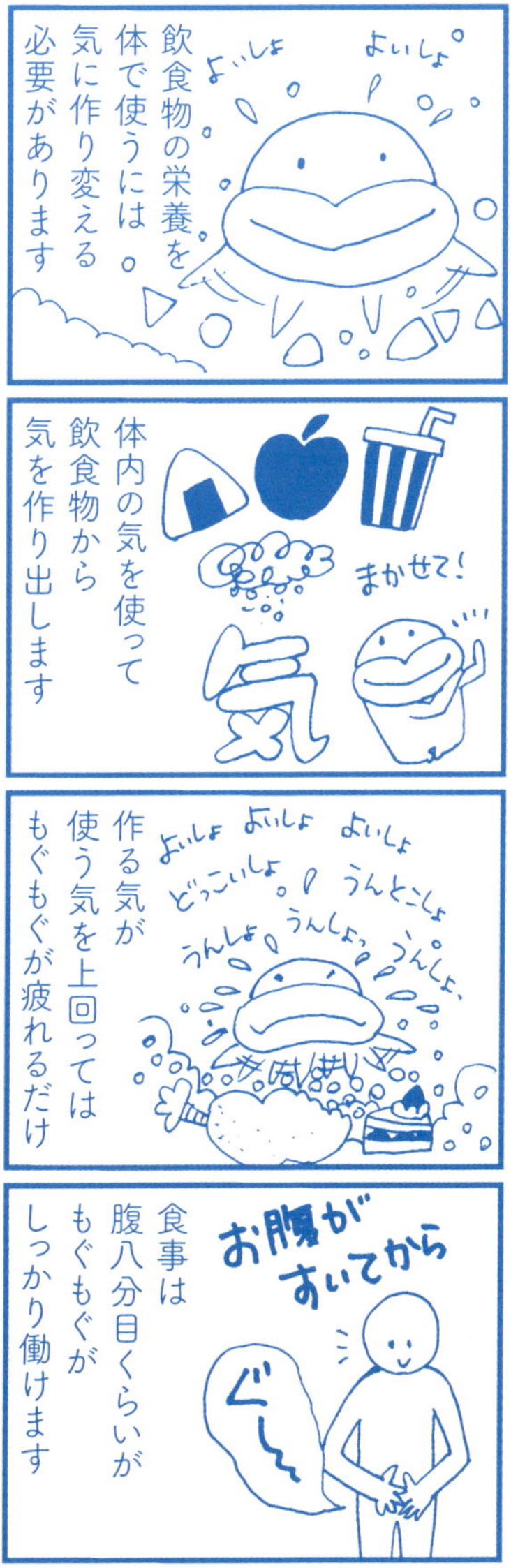
飲食物の栄養を
体で使うには
気に作り変える
必要があります
よいしょ
よいしょ
体内の気を使って
飲食物から
気を作り出します
まかせて！
気
作る気が
使う気を上回っては
もぐもぐが疲れるだけ
よいしょ よいしょ よいしょ
どっこいしょ
うんとこしょ
うんしょ
うんしょっ
うんしょ、
食事は
腹八分目くらいが
もぐもぐが
しっかり働けます
お腹がすいてから
ぐ〜〜

補足

血を脈管内にとどめる・思考するなど、脾の仕事は消化吸収の他にもいろいろあります。食事の量・回数を工夫し胃腸を休めると、他の仕事がしやすくなります。

スーハー（肺）の働き

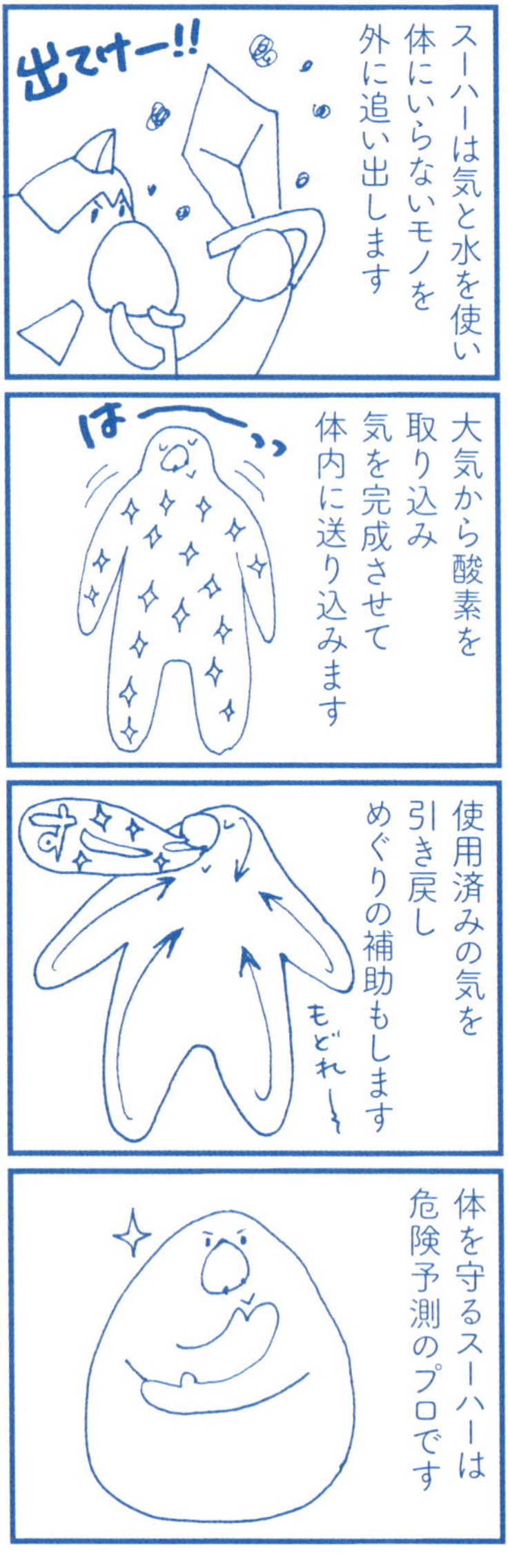
スーハーは気と水を使い体にいらないモノを外に追い出します
出てけー!!
大気から酸素を取り込み気を完成させて体内に送り込みます
はーーっ
使用済みの気を引き戻しめぐりの補助もします
す
もどれ〜
体を守るスーハーは危険予測のプロです

補足

肺の調子は、鼻、肌、呼吸、鼻水、辛味の好き嫌い、声の調子に現れます。危険や嫌なことを避け、悩み過ぎると憂鬱や悲しみになり、気分が落ち込みます。

スーハー（肺）を整えよう

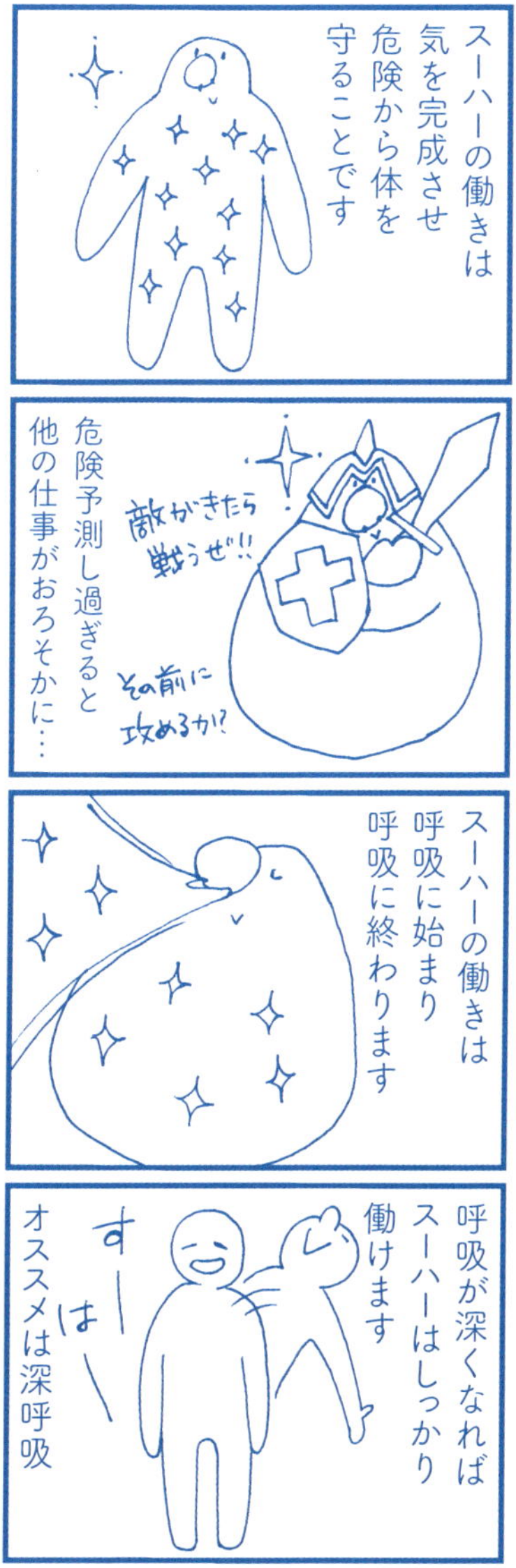
スーハーの働きは
気を完成させ
危険から体を
守ることです
危険予測し過ぎると
他の仕事がおろそかに…
敵がきたら
戦うぜ!!
その前に
攻めるか!?
スーハーの働きは
呼吸に始まり
呼吸に終わります
呼吸が深くなれば
スーハーはしっかり
働けます
オススメは深呼吸
すー
はー

補足

深呼吸は、肩の力を抜いて息を吐ききってから、ゆっくりと吸い、気を入れ替える時間を置き（10秒くらい呼吸を止め）、吸う倍の長さで息を吐きます。

うむうむ（腎）の働き

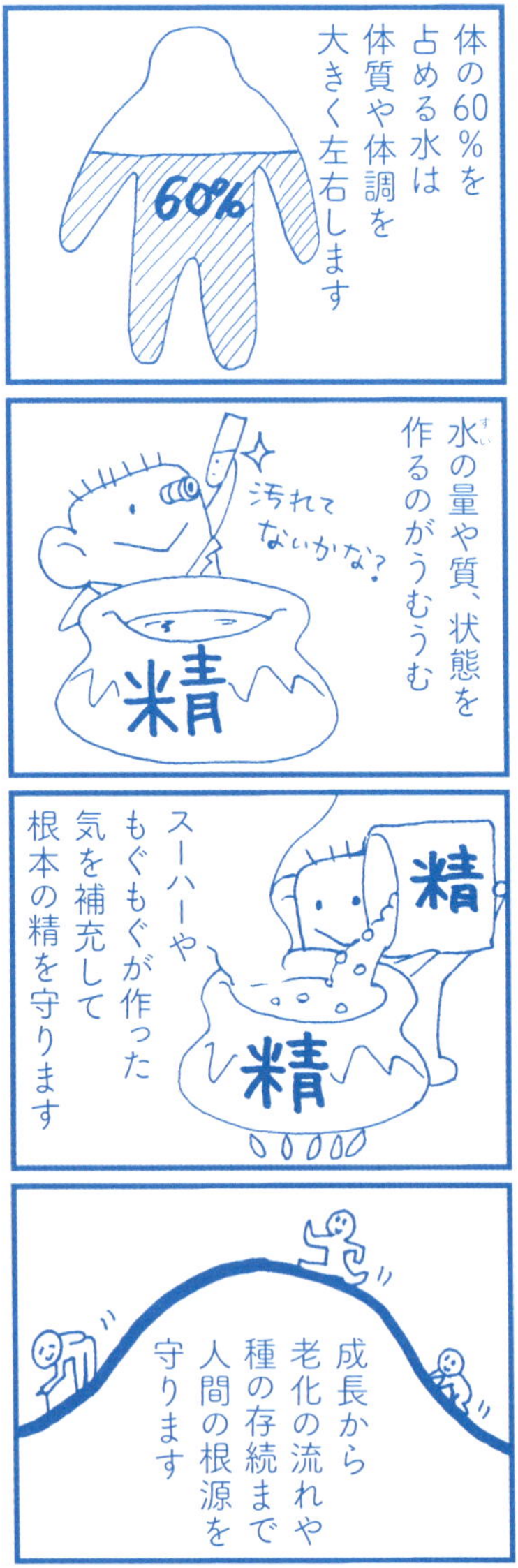
体の60%を占める水は体質や体調を大きく左右します
60%
水《すい》の量や質、状態を作るのがうむうむ
汚れてないかな？
精
スーハーやもぐもぐが作った気を補充して根本の精を守ります
精
精
成長から老化の流れや種の存続まで人間の根源を守ります

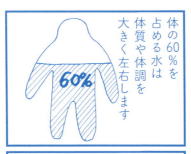

補足

腎の調子は、聴力、骨、歯、髪、粘りのあるツバ、体の乾きや潤いなどに現れ、人生や命に関わる意志や恐怖などに深く関わります。睡眠や休養などが影響します。

うむうむ（腎）を整えよう

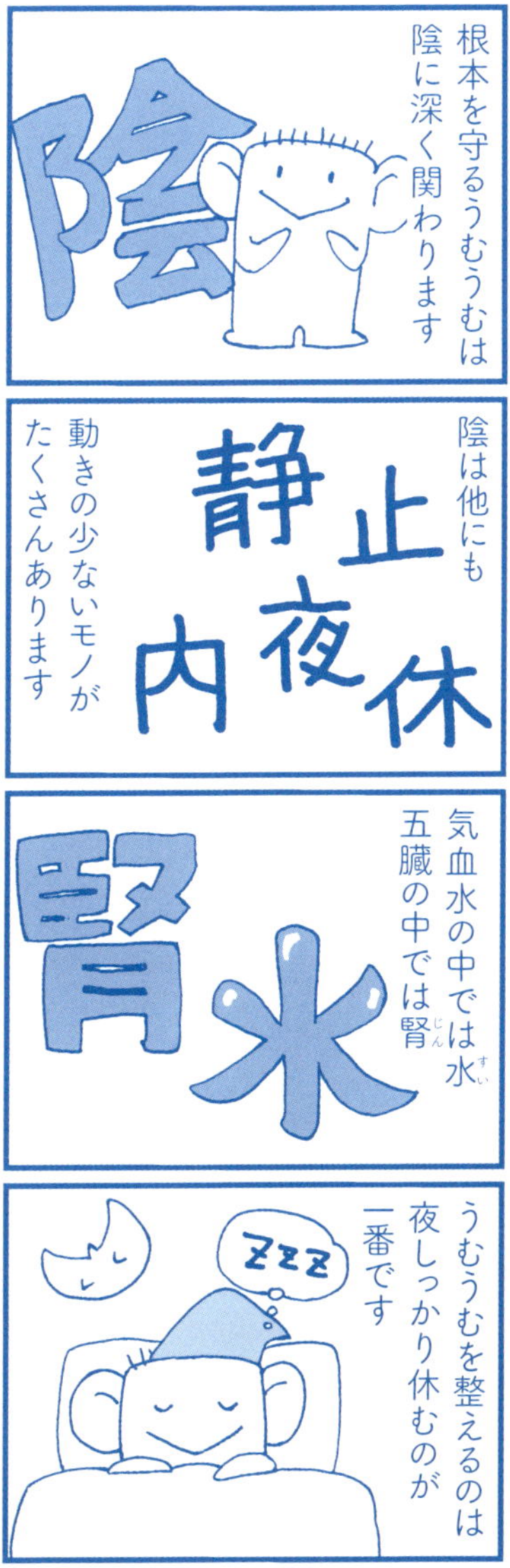
根本を守るうむうむは
陰に深く関わります
陰
陰は他にも
静
止
夜
内
休
動きの少ないモノが
たくさんあります
気血水の中では水《すい》
五臓の中では腎《じん》
腎
水
うむうむを整えるのは
夜しっかり休むのが
一番です
ZZZ

補足

呼吸や食事で気を取り込んでも、睡眠がとれていなければ腎に気が補充できません。冷えや過労、過度な性交は気を消耗します。

気を整えよう

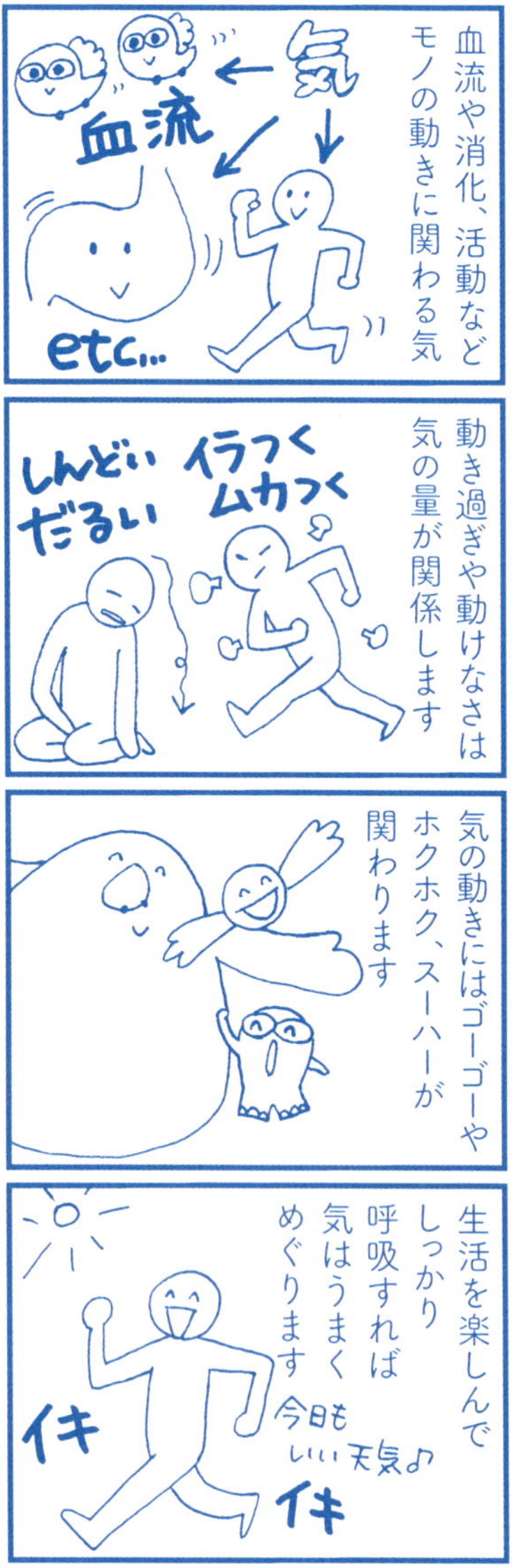

血流や消化、活動などモノの動きに関わる気
気
血流
etc…
動き過ぎや動けなさは気の量が関係します
しんどい
だるい
イラつく
ムカつく
気の動きにはゴーゴーやホクホク、スーハーが関わります
生活を楽しんでしっかり呼吸すれば気はうまくめぐります
イキ
今日もいい天気♪
イキ

補足

呼吸を整えて頭を空っぽにして無心になると、気が落ち着きます。瞑想や無心になれる趣味などがオススメです。心・肺・肝の整え方も合わせると効果的。

血《けつ》を整えよう

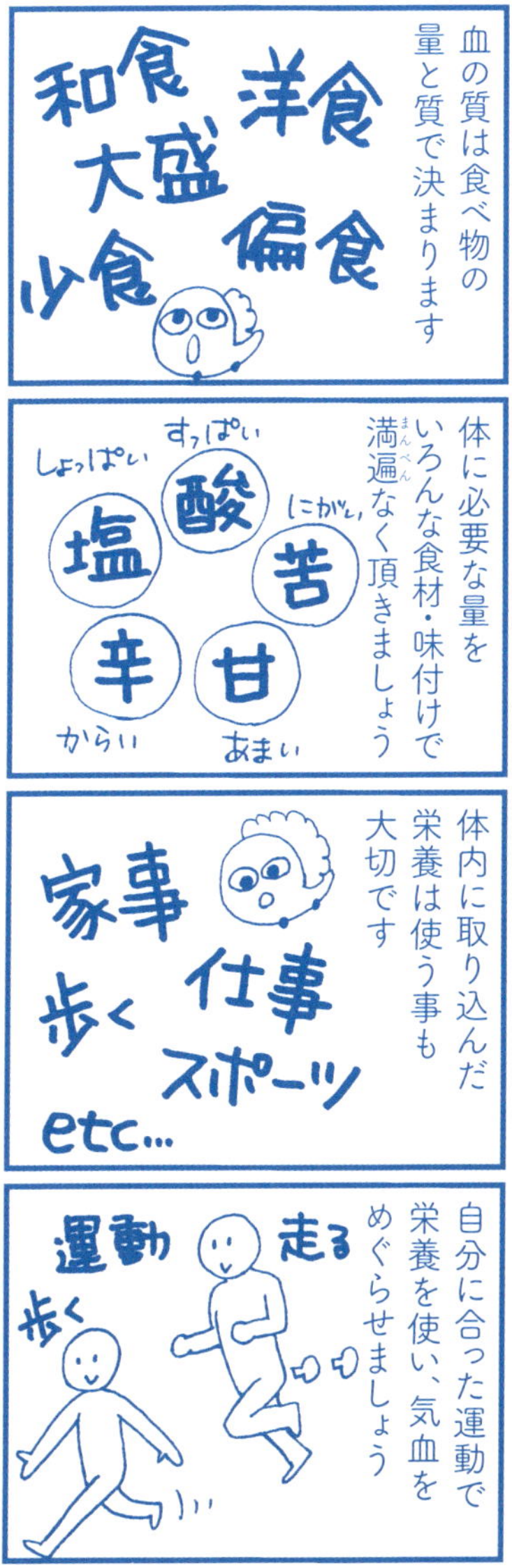
血の質は食べ物の量と質で決まります
洋食
和食
大盛
偏食
少食
体に必要な量をいろんな食材・味付けで満遍《まんべん》なく頂きましょう
すっぱい
酸
しょっぱい
塩
にがい
苦
甘
あまい
辛
からい
体内に取り込んだ栄養は使う事も大切です
家事
仕事
歩く
スポーツ
etc...
自分に合った運動で栄養を使い、気血をめぐらせましょう
走る
運動
歩く

補足

血は質と量が重要です。呼吸と食事に気をつけましょう。血が足りない人は、脾を整えましょう。血をめぐらせるのは気です。めぐりが悪い人は、心と肝を整えましょう。

水《すい》を整えよう

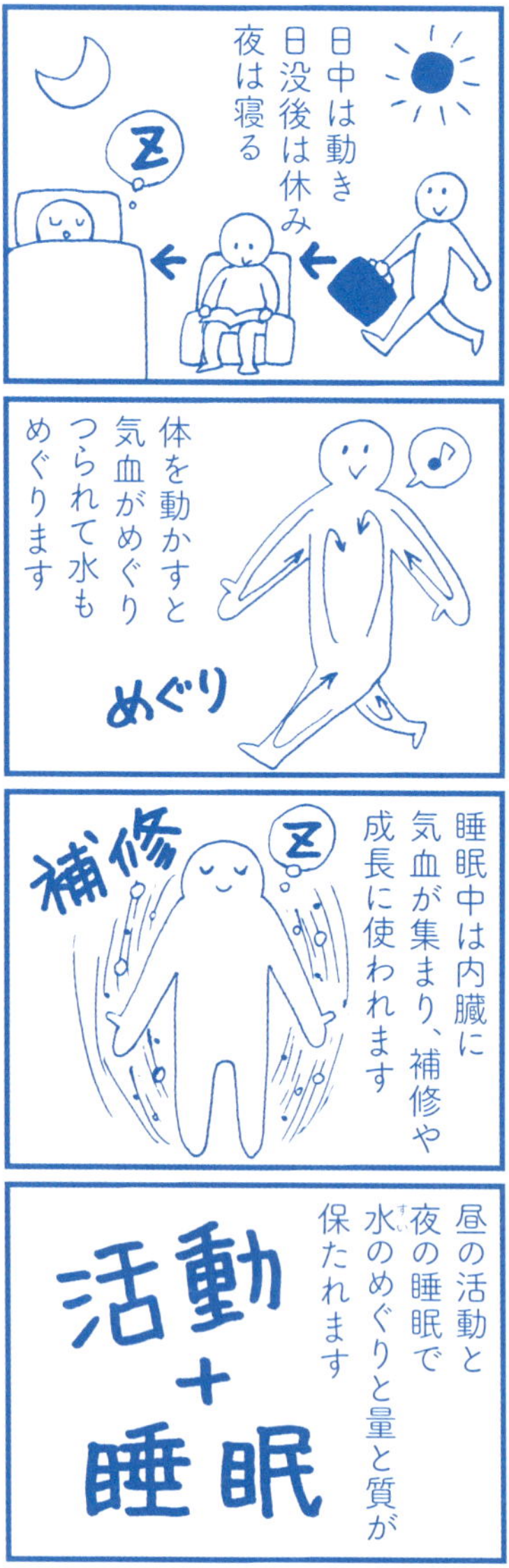
日中は動き
日没後は休み
夜は寝る
体を動かすと
気血がめぐり
つられて水も
めぐります
めぐり
睡眠中は内臓に
気血が集まり、補修や
成長に使われます
補修
昼の活動と
夜の睡眠で
水《すい》のめぐりと量と質が
保たれます
活動＋睡眠

補足

陰である水は、睡眠や休養で養われます。手足を休めて内臓を修復しないと、気血がうまく作れず、水も浄化されません。また、日中の活動が眠りを深くします。

体質チェック

気血水や五臓のバランスは人それぞれ。食事や生活リズム、環境によって変わります。体の不調から今の体調を知り、少しずつ体質を改善していきませんか？

チェック方法▼当てはまる項目に☑チェックしていきましょう。

気《き》血《けつ》水《すい》チェック

1 □ 体がだるくて疲れやすい
2 □ 風邪をひきやすい
3 □ 下痢しやすい
4 □ 少し動くだけで汗をかく
5 □ 胃がもたれやすい
6 □ イライラして怒りっぽい
7 □ 喉や胸がつかえる感じがする
8 □ ゲップやおならが出やすい
9 □ 生理前、胸が張る
10 □ 下痢と便秘をくり返す
11 □ 肌がカサカサしてツヤがない
12 □ かすみ目・疲れ目
13 □ 月経の量が少ない・遅れがち
14 □ 手足の引きつり・しびれがある
15 □ 貧血・めまいがする
16 □ 顔がくすむ

17 □ シワ・しみ・くま・そばかすができやすい

18 □ ニキビ・吹き出物や腫瘍ができやすい

19 □ 生理痛・レバー状の経血が出る

20 □ 頭痛・肩こりがある

21 □ むくみやすい

22 □ 体がだる重い

23 □ お腹がポチャポチャなる

24 □ 下痢・軟便

25 □ 油性肌

26 □ 食事の量が多い

27 □ 高血圧・高血糖

28 □ 便の臭いが強い

29 □ 痰が多い

30 □ から咳が出る（コンコン・ケホケホ）

31 □ 口・喉が渇きやすい

32 □ 便秘・コロコロ便

33 □ のぼせ・ほてりがある

34 □ 夕方に微熱が出る

結果は
P.124へ

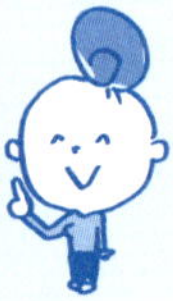

五臓チェック

1 □ 皮膚にツヤがない
2 □ 爪が軟らかい・割れやすい
3 □ 目が乾燥する
4 □ まぶしい・目がショボショボする
5 □ つりやすい
6 □ 酸っぱいものが好き、もしくは苦手
7 □ 眠れない
8 □ 生理が遅れがち
9 □ のぼせがある
10 □ イライラして体も熱い
11 □ 耳鳴り・めまいがする
12 □ 頭痛持ち
13 □ 目が充血する
14 □ 怒りっぽい
15 □ 情緒不安定
16 □ ため息が多い
17 □ 胸の脇が張って苦しい
18 □ 下痢と便秘をくり返す
19 □ 生理の時、胸が張る
20 □ 生理痛がある

21 □ 動悸・息切れ
22 □ 胸が苦しい
23 □ 倦怠感
24 □ 無力感（動くと強くなる）
25 □ 顔が青白い
26 □ 手足の冷え
27 □ むくみ
28 □ 冷や汗
29 □ 舌に歯の跡がある
30 □ 舌苔《ぜったい》がない

31 □ 寝付きが悪い
32 □ 夜、よく目が覚める・夢が多い
33 □ 不安感
34 □ 物忘れが多い
35 □ 顔色がさえない
36 □ めまい・のぼせがある
37 □ イライラする
38 □ 手と足の裏のほてり
39 □ 寝汗
40 □ 口や喉の乾き

41 □ 太りにくい

42 □ 貧血・立ちくらみ

43 □ むくみ

44 □ 風邪をひきやすい・治りが悪い

45 □ 痩せにくい

46 □ 少し動くだけで汗が出る

47 □ 食欲不振・小食

48 □ ゲップが出る・お腹が張る

49 □ 息切れ

50 □ 倦怠感・疲れやすい

51 □ 手足がだるい

52 □ 便秘もしくは泥状便（便が便器にはり付く）

53 □ 未消化下痢（食べ物がそのまま出る）

54 □ お腹が冷えて痛む

55 □ 軟便・水様便

56 □ 口が苦い・粘る

57 □ 食欲不振・食欲がない

58 □ 吐き気・頭痛

59 □ 体がだる重い

60 □ 考え事が多い

61 □ 咳《せき》に勢いがない（咳払いのような咳）
62 □ 息切れがする
63 □ 白くサラサラした痰が出る
64 □ 疲れやすい
65 □ 風邪を引きやすい
66 □ 寒気がある（温めても良くならない）
67 □ から咳がでる（コンコン・ケホケホ）
68 □ 痰が出しにくい、粘りがある
69 □ 鼻・口の乾き
70 □ 喉の乾燥・痛み

71 □ 熱っぽい
72 □ 皮膚の乾燥
73 □ 便秘
74 □ 水っぽい痰
75 □ 鼻水が出る・鼻が詰まる
76 □ 風邪をひくと寒気がする
77 □ 風邪をひくと熱が出やすい
78 □ 汗が出やすい
79 □ 黄色い鼻水・痰が出る
80 □ のどが熱っぽい

81□ 頭がくらくらする
82□ 目がぼやける
83□ 疲れやすい
84□ 心配性
85□ 髪にツヤがない
86□ 目の周りが黒い
87□ 呼吸が浅い
88□ めまい・耳鳴り
89□ 腰・膝のだるさ
90□ 便秘

91□ イライラ
92□ 寝つきが悪い
93□ 喉がイガイガする、カラ咳
94□ 疲労感がある
95□ 手足が冷える
96□ 寒さに弱い
97□ 尿が無色・量が多い
98□ 尿が出にくい、切れが悪い
99□ 動悸・息切れ
100□ 夜明けの下痢、未消化便

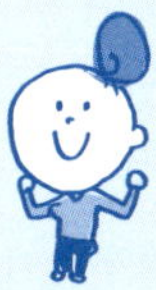

結果はP.125へ

チェック結果

気《き》血《けつ》水《すい》チェック

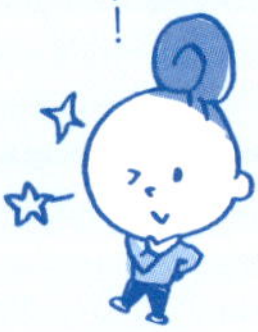
チェックが多い番号を照らし合わせて体質を知ろう!

1~5 気が少なくなっています。体を温かくして冷飲食を控え、疲れたら休みましょう。

6~10 気のめぐりが悪くなっています。深呼吸やストレス発散をして、肝（ゴーゴー）を落ち着かせましょう。

11~15 血《けつ》が少ないか届きにくくなっています。疲労や睡眠不足が原因かも…。早めに寝ましょう。

16~20 血《けつ》の動きが悪くなっています。半身浴や体を動かして血流を良くしましょう。

21~24 水分代謝が落ちて水《すい》が余り動きが悪くなっています。体を動かして水分代謝を促しましょう。水分の摂り過ぎも禁物です。

25~29 体に余計なモノを溜め込み過ぎです。食事を減らすか、運動量を増やして余分なモノを減らしましょう。

30~34 熱を鎮める水《すい》や陰が少なくなっています。睡眠不足、過労、運動のしすぎ、お酒の取り過ぎに要注意です。

気の生成に深く関わるのは、腎・脾・肺です。
血には五臓すべてが関わります。
生成に深く関わるのは、腎・脾。
めぐりに深く関わるのは、心・肺・肝です。
水に深く関わるのは、腎・脾・肺です。

チェック結果

五臓チェック

●1〜20までは肝（ゴーゴー）のチェックです。

1〜8 血《けつ》の不足による肝の機能不足です。酸味を少し多めに取り、目を休めましょう。

9〜10 血に加えて陰も不足しています。睡眠をしっかりとりましょう。

11〜14 陰が減って肝が暴走し始めています。睡眠などで陰を養って、肝を落ち着かせましょう。

15〜20 肝が参ってしまっています。ストレスの原因を減らしましょう。

●21〜40までは心（ホクホク）のチェックです。

21〜30 心《しん》に気が不足して、気血をめぐらせる力が落ちています。体をいたわりましょう。年配の方や体が弱い人は、無理せず体を休めましょう。気血水チェックの1〜5の養生法も参考にして下さい。

31〜40 心《しん》に血《けつ》が不足しています。考え事を減らし、頭を休めましょう。

●41～60までは脾《ひ》（もぐもぐ）のチェックです。

41～46 脾《ひ》の働きが悪くなっています。食べ過ぎに気をつけましょう。

47～52 脾《ひ》の気不足。慢性病か疲れ過ぎ、ストレスが原因かも。胃腸や体を休めましょう。

53～60 暴飲暴食に注意。甘い物や油物は湿熱に、冷飲食や生ものはお腹の冷えになります。

●61～80までは肺（スーハー）のチェックです。

61～66 肺に気が足りていません。睡眠や食事で腎《じん》や脾《ひ》をいたわり、気を補いましょう。

67～73 肺に陰が足りません。睡眠をよく取りましょう。オクラや山芋など粘りのある食材は肺を潤します。

74～80 免疫力や抵抗力の低い人は気が少なく、症状が出にくいので、チェックが少なくなります。

●81～100までは腎《じん》（うむうむ）のチェックです。

81～87 元気不足です。腎《じん》・脾《ひ》が弱って、疲れが溜まっています。

88～93 腎陰《じんいん》が減っています。夜ふかしや過労、過度な性交も陰を減らします。夜はリラックスして、ゆっくり休みましょう。

94～100 腎陽《じんよう》が減っています。食べ過ぎや、働き過ぎなどの気の無駄使いを防ぎ、体を冷さないようにしましょう。十分な睡眠をとり、家事などのちょこまか動きで熱を増やしましょう。

ーあとがきー

この本を手に取り最後までおつきあいいただき、ありがとうございました。

私たちの体は、起きる、寝る、食べる、その繰り返しで維持されています。移り行く環境や感情の中で、関係を微妙に変化させながら五臓は気血水を作り、その関わりが体調や体質に現れます。生活リズムが人それぞれであるように、体質も人それぞれ。自分の体を客観的に観察することで、気血水の過不足が見えてきます。その過不足の原因が五臓のどこにあるのかが分かれば、自分に合った健康法がわかります。

起きている間に何をするか、何時にどれくらい眠るのか、何をどう食べるのか、その答えは自分の体が知っています。毎日少しずつ変化している自分の体に耳を傾け、自分だけの健康法を見つけていきましょう。

最後に、本の制作に快く協力して下さった、川上さん、堀口夫妻をはじめ、松田さん、優佳ちゃん、芳子さん、美紀さん、上野さん、清数さん、デザインをしてくれた室田さん、ポエムピース編集長の田中さん、社長の松崎さん、などなど、たくさんのご縁とつながりに感謝を込めて、ありがとうございました。

著者プロフィール

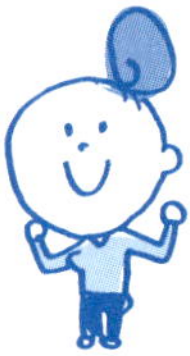

吉田有希（よしだゆき）。大阪府吹田市生まれ。京都精華大学美術学部卒業。東洋医学がベースにある、自分で自分の体を整える「自力整体」のナビゲーター。東洋医学を分かりやすく伝えるため、カルチャーセンターなどで東洋医学講座を開催。

東洋医学ブログ「簡単!自分メンテナンス」
http://selfmaintenance.citylife-new.com

からだイキイキ☆
トウヨウイガク
ー東洋医学のいろはー

2017年4月20日　初版第1刷

著　　者　吉田有希
発 行 人　松﨑義行
発　　行　ポエムピース
東京都杉並区高円寺南4-26-5 YSビル3F
TEL 03-5913-9172　FAX 03-5913-8011
印刷・製本　株式会社上野印刷所
デ ザ イ ン　室田彩乃（oto）
編　　集　田中英子

落丁・乱丁本は弊社宛にお送りください。送料弊社負担でお取り替えいたします。

ISBN978-4-908827-23-5 C0047